知的生きかた文庫

JN080453

自己肯定感をとりもどす！

高田明和

三笠書房

はじめに――いつのまにか上昇気流にのっている自分に変わる法を具体的に紹介！

「やる気が出ない」「朝起きられない」「つらい」「苦しい」「何かあると体調が崩れる」

私たちは憂うつな気分に陥ったときや、ミスを指摘されて落ち込んだとき、会社に行きたくない、と強く思ったときなど、「これって、うつ？」と不安になることがあると思います。

でも、本当のうつ病は、

「口にものを入れて噛むのも面倒」

「朝起きると身体に何十キロもの鉛がのっているようで動けない」

「金縛りのような状態で、腕をあげるのもすごいエネルギーを要する」

そんな状態です。

多くの人は、この苦しさやつらさを言葉にできず、自分に何が起きたんだ、これはいったいどうしたことかと混乱してしまいます。そしてますます「不安感」を強くしていくのです。

何年か前の私自身が、まさにそうでした。

「私はダメな人間だ」↓「大学で人に教える資格などない」↓「それなら大学を辞めるべきではないか」↓「辞めたらこの先自分はどうなる」……。

「四十にして惑わず」といわれる40歳になったばかりの頃、私はこんなマイナスのぐるぐる思考に取りつかれ、不安と恐怖の渦の中に落ち込んでいきました。

眠れない夜が続く。薬を飲んでようやく眠ったものの、朝目が覚めると何十キロもの鉛のおもりが身体の上にのっているようで、起き上がることさえできません。

ようやく身体を起こし、自宅近くにあった勤務先の大学に這《は》うようにして行くものの、誰にも会う気がしないのです。

私は病院に行き、薬を処方され、結果としてますます「うつ」の渦に巻き込まれていきました。どんどん激しくなるぐるぐると回るマイナス思考に苦しみながら、「うつ地獄」にはまっていったのです。

しかし、**そのときの私は、本当に「うつ」だったのだろうか**、私は威圧的な人や権威がある人の言葉を疑うことなく、そのまま信じてしまっただけではないか？　と考えることがあります。

というのも、**冷静に振り返ると、「うつ」とは思えない症状も思い当たる**からです。

まず、抗うつ剤はすべて効きませんでした。どれを飲んでも、だるさが増しただけでした。また、うつには、入眠障害という症状がありますが、私は睡眠薬がなくてもすぐに眠りに落ちていました。

さらには、うつになると意欲がなくなるのですが、私には、「なんとか社会に必要とされる人でありたい」という前向きの意欲は、常にあったのです。

私の「不安」や「他人の言動が気になる」といった症状は、今冷静になって思い起こしてみると、別のことが原因だったのではないか。

私は実はうつではなく、**あらゆることに敏感になる「ＨＳＰ（超敏感体質）」**だったのではないか――今振り返って、そんなふうに思うのです。

「うつかも?」と思ったら、冷静に確認を

現在、多くの人が「うつ」に苦しんでいます。

その中には「うつっぽい」軽いものから自殺願望を抱く重度のものまで、さまざまな段階があります。

「苦しい」「つらい」「私はダメだ」といった思いから「自分はうつだ」と考えて病院に行く人がたくさんいます。でも、病院に行くのはちょっと待ってください。

原因不明の不調に悩む多くの人は、病院を訪れるとさまざまな薬を処方されます。

軽い不調で病院に行ったはいいけれど、病院では薬を処方することしかできません。

その薬を飲むうち、薬を手放すことができないまま、**治してくれるはずの薬が原因で別の体調不良に襲われ、本当の病気になっていく**多くの人を診てきました。

かつての私のように。

人に振り回される。緊張のあまり胃痛が起きたり気分が悪くなったりする……。

実際に「うつ」に苦しんだ私は、こうした苦しみから抜け出すために、医者である自分を実験材料として、医学的な見地はもとより、禅、瞑想、暗示、成功法則など、良いと言われることは何でも実行してきました。

この苦しみは医者といえども、実際に経験しなければわかりません。

すべての人が自分の症状や気持ちを言葉にできるとは限りません。むしろそれができない人のほうが圧倒的に多い。

人にわかってもらえないがゆえに、余計に苦しいということもあるのです。

自分の精神状態を言葉にできず、マイナスの感情をすべて「うつ」として、認識してしまう。頭の中がごちゃごちゃ混乱して、解決方法も順序立てて進めていくことができず、ついその場しのぎの対症療法に頼ってしまう。

そして、一度は軽くなったものの、再び同じ状態に陥る――このため、結局は膨大な時間を対症療法のために使ってしまう人も大勢いるのです。

病院に行く前に、まずは自分の現在の状態をチェックしてみてください。

あなたのそのマイナスぐるぐる思考は、私と同じく、実は「ＨＳＰ」かもしれません。

その不安感は「神経が昂《たかぶ》っている」だけかもしれません。

まずは、混乱状態から抜け出しましょう。自分の精神状態や身体状態をきちんと整えた形で正確に把握しましょう。

とにかく、「正確に把握する」ということが、とても重要です。

たとえ時間がかかっても正確に自分の状態を把握しさえすれば、正しい解決方法を一つひとつ積み上げていくことができます。

自己肯定感をとりもどせば、苦しみは軽くなる！

また、私は**マイナスぐるぐる思考の苦しみを生むのは、他者との「比較」**だと考えています。

「あの人はああなのに自分は……」「あの人のようにしなければ人生はダメだ」などと比較し、完璧でなければと思い込む。この思考が苦しみの渦にあなたを引き込んでいるのです。

人と比較し、自分を否定することの恐ろしさに気づくこと。そして、なくなってしま

った「自己肯定感」をとりもどして高めることこそが、苦しみから抜け出す一番の道です。

これは私が自ら苦しみを経験したからこそ、言える結論です。

この本では、自分の精神状態、身体状態の把握からスタートし、多くの人が苦しんでいるぐるぐる思考から抜け出して、自己肯定感をとりもどし、それを上昇思考に変える方法を、具体的にご紹介していきます。

今のあなたの苦しみは、あなたが人やものに対して繊細であったり、あなた自身が独創性にあふれているからなのだと考えて、ページを開いてください。

ご紹介するのは、私自身が試し、実際に効果があったと思う方法ばかりです。

複数の方法を紹介しているのは、人によって効果の表れ方が違うからです。治し方にも、人それぞれ相性がありますから、いくつか試して自分に合う方法を探しましょう。

それを実践していけば、今の状態から抜け出せるうえに、いつのまにか自己肯定感をとりもどし、人に振り回されずに上昇気流にのっている自分に気づくことでしょう。

自己肯定感をとりもどす！◉目次

第1章

「私はダメだ」「疲れてるのに眠れない」は本当にうつ？

第2章

この「つらい」「苦しい」はうつ？　ＨＳＰ？

第3章

心を失わないためのプラチナ防御法

第4章

薬が「心を傷つける真犯人」を隠す!?

第5章

どんな悩みもたちまち解決！「自己肯定感」の魔法

第6章

今感じている弱さ、つらさはあなたを救う才能だった！

本文 DTP ／株式会社 Sun Fuerza
イラスト／福田玲子

第1章

「私はダメだ」「疲れてるのに眠れない」は本当にうつ？

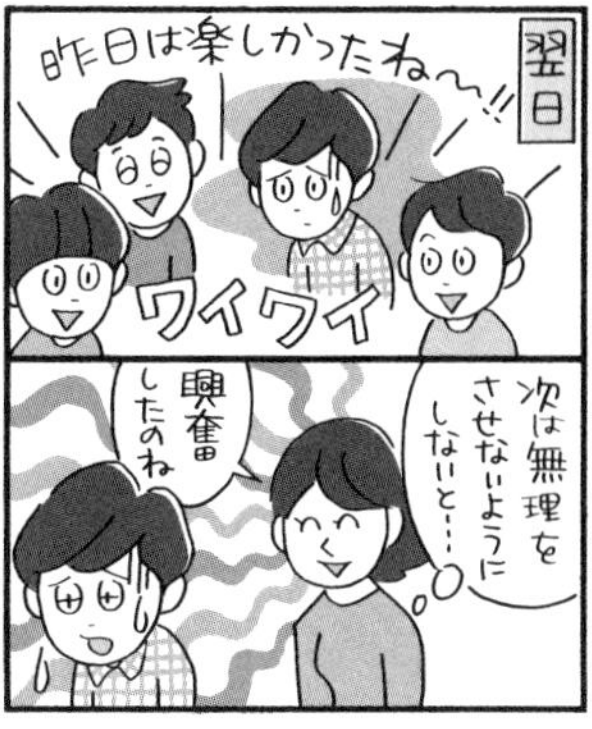
翌日
昨日は楽しかったね〜!!
ワイワイ
次は無理をさせないようにしないと…
興奮したのね

苦しいぐるぐる思考の原因はこれだ

——生きるのがつらいのも、自己肯定感が低いのも

ふと気がつくと、自分はどうしてこんなにダメなんだろうかと考えている。

不安な気分はずっと感じているのに、何が不安なのかわからない。何が不安なんだろうと不安材料を探している。

そうか、昨日あの人に「どうしてそんなに何度も同じことを言うんですか」と嫌味を言われたんだ、あの人は私を嫌っているんだ、やはりね。

でもどうしてだろう、何がいけなかったんだろう、あの言葉だろうか、この言葉だろうか。そういえば、私が「ちょっと待ってください」と言ったとき、相手はちょっとイヤそうな表情を見せたなあ、あれがいけなかったんだ。

じゃあ、どう言えばよかったんだろうか……。

私自身、こんなふうに相手の言葉の意味を深追いして、自分の言った言葉をあれこれ

考える、こんな「ぐるぐる思考」の渦に巻き込まれるクセがありました。
それがひどくなったのは、アメリカから日本に帰ってきてからです。
40歳のときでした。

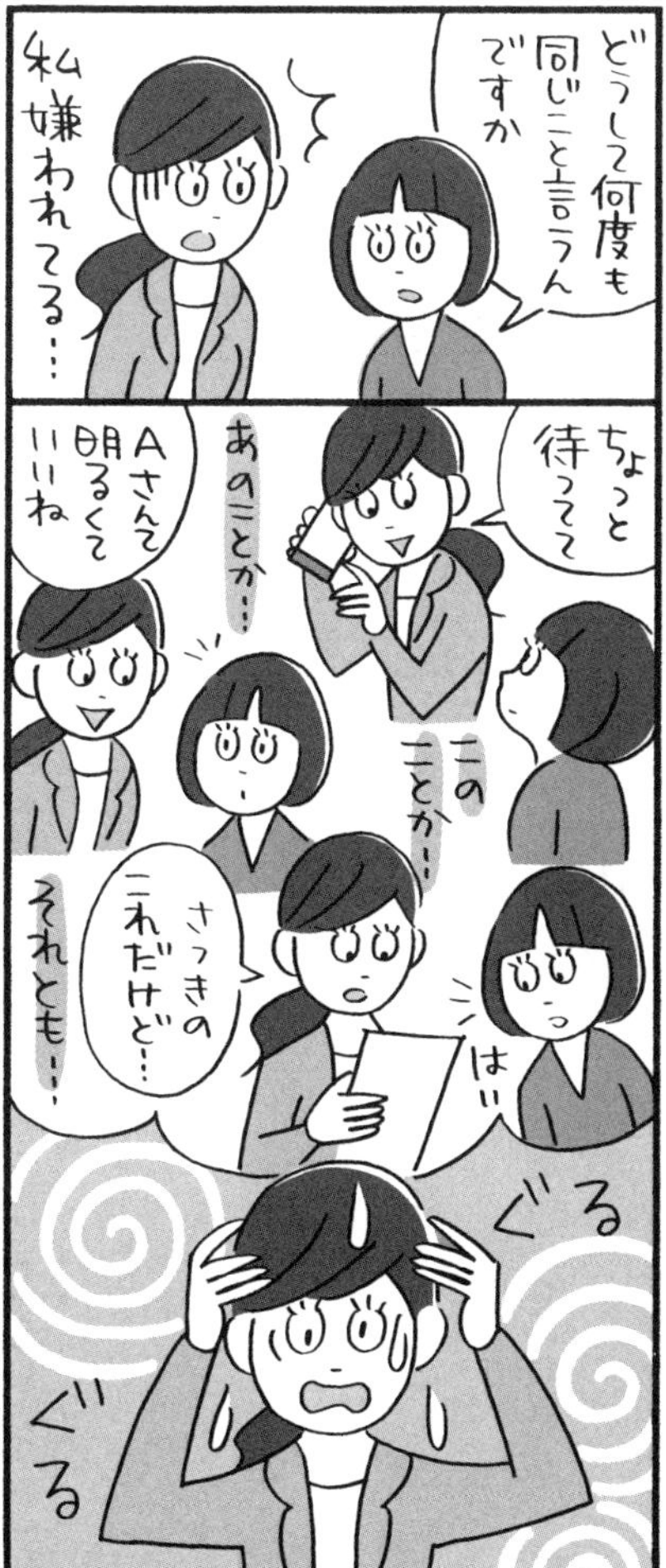
どうして何度も同じこと言うんですか
私嫌われてる・・・
ちょっと待ってて
Aさんて明るくていいね
あのことか・・・
このことか・・・
さっきのこれだけど・・・
はい
それとも・・・
ぐる
ぐる

「はじめに」で、私はずっとうつ病に苦しんできましたが、本当は**「HSP（超敏感体質）」**のための苦しみだったのではないかと述べました。

そう思い至ったのには理由があります。

私がHSPの概念を知ったのは、2014年のことです。

HSPの人が、自らの苦しみをつづった書籍の監修を頼まれたのです。

そのとき、私は、

「HSPは他人の影響を非常に受けやすい」

という一行を見て、ハッとしたのです。

というのは、私は**人の言動に左右されやすく、特に「権威がある」と言われる人の言葉をすぐに信じて、言われるがままに実行する傾向があった**のです。

ですから、「他人の影響を受けやすい」つまり「人に振り回されやすい」という一行は心に深く突き刺さりました。

その後、私はHSPに関する論文や書籍を読みあさりました。

そして私の苦しみの始まりはうつなのではなく、他人に影響を受けやすい超敏感体質なのではないかと思ったのですが、それはついに確信に変わりました。

それを知ったとき、私は大きな安堵《あんど》感に包まれました。

「あなたが苦しいのは、あなたがダメだからではなく、敏感だからですよ」

優しくこう言われたように感じたのです。

この苦しみは、「うつ」からくるのではなく、人一倍繊細だからなのだとわかったのです。

心を平安にするはずの「禅」で、自己否定のかたまりに⁉

私が「ぐるぐる思考」、当時はうつだと思い込むに至るきっかけは、「禅」にはまったことにありました。

心の平安を授かるための禅が、不安や恐怖をもたらしたのです。

それには大きな理由がありました。

私は日本の医学部を卒業後、もっと基礎医学を勉強したいとアメリカの大学に留学しました。

7年間アメリカに滞在したあと子どもの教育のこともあって帰国、浜松に医科大学ができるということで、幸い、そこに教授の職を得ることができました。

職は得たものの、長いあいだ日本を留守にしていた私は大きな不安に襲われるようになりました。40歳、まさに不惑の年齢ですが、皮肉にもこの年から「苦しい惑い」が起きるようになったのです。

同僚は、日本のほかの大学から来た人がほとんどでしたから、空き時間があれば、元いた日本の大学の研究室で仕事ができます。一方私は、アメリカから帰ったばかりですから、自分の研究室というものがありません。私に与えられたのは、高校の理科実験室のような部屋の一角でした。

経済的にも不安がありました。同僚たちが、元の大学の研究費を使えたのに、私にはそれがないので恵まれていないと感じていたのです。

同僚たちは自由に研究費を使って次々と業績をあげていくのに、それに比べ、私はダメだ、と焦りが大きく膨らんでいきました。

そして、私は自分の心を鎮めるため、藁《わら》にもすがる思いで禅に頼りました。

しかし、これが間違いでした。

私が師と仰いだのは曹洞宗《そうとうしゅう》のある僧でした。

彼は「生きとし生きるものすべて仏の心を持っている。しかし、これに気づかずこの力を使うことができないのは、この本来の心を取り巻く、妄想、執着、煩悩《ぼんのう》があるからだ」と言うのです。これは禅の考え方です。

「自分など何も持っていないというところから始めなければならない。その覚悟はあるか」

と迫られた私は、

「はい。自分でも教授、医学博士などという肩書に意味はない、欠点だらけの人間だと思っております」

と答えました。すると師は、

「仕事でも人の指導でも、邪念なくしてやってこそ意味がある。邪念の心があるならやらないほうがマシだ」

と言ったのです。

常に周りの人間を気にして、比較からの羨望で邪念だらけの私は、「自分はダメな人

間だ」と思うようになり、どこにいても何をしていても、その言葉が浮かんでくるようになりました。そしてついには、

「私のようなダメな人間に教わる学生が気の毒だ。もう一度学生に戻って医学部を受験し直そう」

とまで思い詰め、妻に自分の気持ちを話しました。びっくりした妻に、

「今からまた医学部に入ってどうするつもりですか」

と問い詰められ、口論にまでなってしまいました。

バカげた言葉だと今ならわかります。けれど、当時は本気で思い詰めていたのです。

人の言葉に振り回され続ける人の末路

気分が落ち込んだときには、「思案」や「判断」、「決意」を保留しなくてはいけません。気持ちが復活してから考えたほうがいいのです。

しかし、私はそれができず、まさに**「他人の言葉」をまともに信じた結果、マイナスぐるぐる思考の渦に巻き込まれていった**のです。

「自分はダメな人間だ」↓「ダメな自分が人に教える資格はない」↓「大学を辞めよう」↓「辞めたら家族はどうなる」↓「もう終わりだ」……こんな感じです。

このとき、私が「人の言葉に左右されやすい超敏感体質の人間だ」、それも「権威ある人の言葉を疑うことなく信じてしまう人間だ」ということがわかっていれば、自分で自分を貶《おとし》める、ダメ思考にはまることはなかったでしょう。

まして自分を「うつ」だと思い込み、友人に助けを求めたり、大学を辞めようとまで思い詰めたりと右往左往することはなかったはずです。

しかし私は外に助けを求め、さらにはその「外の人たち」に振り回されてしまうという悪循環にはまっていったのです。

苦しみの原因は、あなたの弱さではない！

ここで言う「権威ある人間」とは、世間一般の規準は関係ありません。

自分に対して「威圧的な言葉や態度」の人には、つい従ってしまうのです。言い換えれば、**「パワハラに弱い」**とも言えます。

のちに詳しく述べますが、**「うつ」は、自分の中の暗闇にどんどん入っていく病気**です。他人はあまり関係ありません。

他人との比較から自分は劣っていると考えやすい傾向はありますが、それまでは人並み以上に活発で、人一倍、頑張る人が多いのです。

その「頑張り」が自分への過信となり、体調の崩れを無視してまで自分を追い詰めていってしまう。

一方これからご紹介する**HSPは、他人の言葉（アドバイスを含む）を始め、大きな声（怒号や叱責）や音、電磁波などによって起きる「神経の昂り」から体調が崩れ、それを身体が不安や恐怖と「間違って」捉えてしまうことから起きる**のです。

はっきり言えることは、うつであろうとHSPであろうと、**今の苦しみやつらさは、「あなたの性格の弱さが原因ではない」**ということです。

パワハラをされて「自分は無能だ」と思う人間は弱い人間でしょうか。

他人の言動に振り回されて体調を崩してしまうのは「ダメな人間」でしょうか。

そんなことはありません。パワハラをするほうに非があるのは当然です。職場で刃物を振り回せば、警察に連行されますし、少なくとも誰かが「そんなことはやめろ」と止めに入ります。

ところが、「こんなこともできないのか、お前は」という、相手の心を平気で傷つける「言葉のナイフ」に対し、止めに入る人はあまりいません。

それどころか、言われている人のそばにいるだけで、その人と同じような「痛み」を感じている被害者も数多くいるのです。

その証拠に、パワハラ上司のいる職場では多くの人が自分自身が責められているわけでもないのに、心身に支障をきたしています。

ですから、**「自分はダメだ」「怖い」とびくびくするあなたは、むしろ正常で繊細な神経を持った、心穏やかな人**なのです。

うつ病は恐怖と不安の中に飲み込まれていく病気

HSPは、繊細で物事を感じる力が人並み以上に強い、という生まれ持った個性です。

一方、うつ病は、誰にでも突然起こり得る病気です。

恐怖小説で知られるエドガー・アラン・ポーの作品に『メエルシュトレエムに呑まれて』という小説があります。

漁師の兄弟の乗った船が、大渦に巻き込まれる話です。

大渦に捕らえられた船はぐるぐると回りながら、次第に渦の中心に近づいていきます。

その様子をどこか冷静に観察していた弟は、体積の大きいものや角柱状のものはすぐに飲み込まれていくのに対し、円柱状のものは飲み込まれるのに時間がかかることに気づきます。

そこで、円柱状の樽に自分の身体を巻きつけることで時間を稼ぎ、渦が消えるまで浮かんでいることができました。

しかし、恐怖に気が動転して弟の言葉を聞き入れられなかった兄は、そのまま渦の真っただ中に飲み込まれていってしまいます。

生き残ったものの、弟の髪は、恐怖のあまり真っ白になってしまいました。

この小説は、うつ病の怖さを思わせます。

うつ病は、まさに恐怖と不安の大渦に飲み込まれるイメージなのです。

実際にうつ病気質だったと言われる（今考えればＨＳＰだったのかもしれませんが）エドガー・アラン・ポーは、自分の病気の恐怖をこの作品で表したのではないでしょうか。

ＨＳＰは「うつ」と誤診されやすい

私自身に話を戻します。

先の禅僧の言葉を真に受けて「大学を辞めなくては」と思い込んだ私は、「他人の言葉」に影響を受けやすい、つまり他人に振り回されやすい人間だったのです。

ところが、当時「ＨＳＰ」という概念は、まだ一般的には知られていませんでした。

私自身、自分をうつ病だと思い、精神科を訪れたのはすでにお話しした通りです。誤診だけならまだしも、心療内科や精神科といった病院では、うつと診断しても薬を処方することしかできません。

しかし、薬は、表面的に現れた「眠れない」「不安だ」といった「症状」への対症療法にすぎません。飲んだときはいいのですが、副作用に苦しむこともあります。

そしてもっと怖いのは、一度飲み始めたら、それをやめると離脱症状に襲われて苦しくなるという点です。そうなると、さらに強い薬を必要とする悪循環に陥ります。

私は、うつ病は、薬では治らないと思っています。


そもそも、うつ病だと思っているその症状は、実は敏感すぎる体質からきているものかもしれません。

詳しくはまたのちの章で述べますが、**うつは「必ず治る」と信じることで、超敏感なHSPは「その特質を生かせば必ずよい結果を生む」と信じることで、自分で改善できます。**

うつとHSP、この違いを知ってほしいと繰り返し口にするのは、一度「自分はうつだ」と思い込んだら、その「思い込み」から抜け出すことが難しいからです。

うつだと自分で判断し、精神科や心療内科に行ったとしても、今の日本の医療制度では、医者はあなたの症状を聞き、薬を処方することしかできません。

それに、精神科医や心理士にもHSPという概念がまだあまりよく知られていないいために、患者がＨＳＰの理解や対応を受けることなく、発達障害や精神障害（うつも含む）に誤診される例も数多くあります。「苦しい」「つらい」「夜眠れない」「朝起きるのがつらい」といったうつに似た症状があるため、誤診されやすいのです。

あなたの苦しみの正体をきちんとつかんでほしい

一人ひとり心も身体も違うように、「つらさ」や「苦しみ」などの症状から抜け出すための方法も、一人ひとり違います。

もちろん、多くの人に効果が出やすいいくつかの方法と法則はあります。でも、すべての人に合うわけではありません。

私自身「つらさ」や「苦しみ」から逃れるため、禅、認知療法、言霊療法、運動、食べ物、座禅、瞑想など、ありとあらゆる方法を試してきました。

けれど、その前に自分が「超敏感な気質」であるＨＳＰだったとわかっていれば、もっと楽に過ごせたかもしれません。

ただ、間違った方向に進んだがゆえに遠回りしてしまいましたが、治すためにありとあらゆる方法を試したからこそ、それを紹介できる。実際に経験した人間だからこそわかるという自信はあります。

みなさんも自分にはどんな方法が合うのか、実践していってほしいと思います。

ポーの小説の弟が渦に巻き込まれないための「円柱形の樽」を発見したように、一人ひとりが自分の症状を的確につかみ、ぐるぐる思考に飲み込まれないための「円柱形の樽」、つまり自分を救う方法を見つける――私は、そのお手伝いをしたいのです。

病気だと思い込んでいるその奥には、実は健康な心と身体、そして**優秀なあなた**がいます。そして、それは必ず再び戻ってきます。

そのために、まず自分の状態を知ることから始めましょう。

あなたが苦しんでいるぐるぐる思考には、うつ傾向とＨＳＰがある。

まず、これを頭に入れておいてください。

ＨＳＰ（超敏感体質）って何？

では、そもそもＨＳＰとはどんなものなのでしょうか。

今やすっかり人気者になった棋士の加藤一二三《ひふみ》さんが、川のそばの旅館で対戦しているとき、「川の音がうるさくて集中できません。どなたか流れを止めてください」と言ったというエピソードがあります。

一般的には、聞けば心が落ち着くはずのせせらぎが、ある人、ある場合には、とても耳障りに感じることもあるのです。

こんなふうに音や光、色彩、そして人間関係にとても敏感に反応する人がいます。

これが先に紹介した**「ＨＳＰ（Highly Sensitive Person）」、つまり「とても敏感な人」のこと**です。

「超気持ちいい」「超素敵」などと言うように、敏感であることに敬意を表して、本書ではこの体質のことを、「超敏感な人」と呼ぶことにします。

なぜ振り回されるのか?――HSP気質の発見

HSPは、アメリカの心理学者エレイン・N・アーロン博士が1996年に提唱した概念です。

彼女自身、自らの敏感さに悩み、人に振り回されてきたそうです。しかし、これまでの考えではその理由がわからないので、さまざまな調査や自分の内面を探った結果、HSPという概念を見出しました。

そばにいる人の言動に敏感に反応するため、びっくりしやすく、不安を感じやすくなり、びくびくしてしまう。その結果、余計に相手の言葉や雰囲気に反応するという悪循環に陥ります。

そして、その**神経の昂りを、身体が不安や恐怖と捉えてしまうのです**。

神経が昂ると身体にはアドレナリンが分泌されますが、これは不安や恐怖を感じたときにも分泌されます。そのため「単純な神経の昂り」を不安と間違えてしまうのです。

単純な神経の昂りは、原因である大きな音や光から遠ざかれば落ち着きますが、自分の職場の上司や家族、友人知人などの中に、大きな声を出したり、高圧的な人がいたりする場合はすぐには逃げられないため、体調不良に陥る。それを「うつ」と思ってしまう人もいるわけです。

人に対してだけではなく、先ほど挙げた加藤一二三さんのように音、さらには光、色に反応しやすいタイプもあります。その場合、大きな音を聞くと恐怖を感じる、まぶしさに弱い、鮮やかな色を見ると疲れるといったことになります。

昨今は、ファッションにもモノトーン、つまり無彩色を好む人が増えていると聞きますが、これは「超敏感な人」が増えつつある現状を示しているようです。

またその場の空気や匂い、電磁波など、ほかの人が感じない「気」といったものを感じることもあり、私の場合は、ある部屋の中の空気が格子状になっているのを目にしたことがあります。そしてその部屋に入ろうとしても「格子状の空気」が邪魔をして、入るのに、ものすごいエネルギーを使うのです。

敏感さゆえに超常現象にあうことも……

私のもとを訪れたA子さんは、休みの日にうたた寝をしていると、いきなり大勢の人の叫び声を聞き、身体を強くゆすられて、びっくりして周りを見回した経験があるといいます。

実際には周りに変化はなく、夢を見たのかもしれないとそのときは自分に言い聞かせたのですが、そのあと何度か、昔の恋人が玄関に立っていたり、別れ際の捨てゼリフが聞こえてくるといったことがあったそうです。

こうした超常現象に遭遇する人もいます。

人によって、その反応はさまざまで、疲れているとき、緊張しているときなど、そのときの心や身体の状態によっても、感じ方は違ってきます。

目の前の人が実際には口にしていない声を聞く人や、上司や恋人が思っていることを自分が先に言い当てて驚かれる人もいます。

私自身、亡くなった母がそばにいるとよく感じます。亡き母を実際に目にしたり、声を聞いたりする場合もあります。母のほかには、亡き妻がそばにいると感じることが今でもたびたびあります。

信じられない出来事に出会って恐怖を感じることもあれば、自分は悟りを開いたのではないかと調子に乗ることもあります。しかし、最近は、こういった現象をあまり大げさに捉えても意味がないと考えるようになり、これは「超敏感体質のなせるいたずら」だとそのままスルー（無視）するようになりました。

HSPは生き残るための素晴らしい能力

HSP＝「超敏感体質」は、生物が生き残るために授けられた優れた能力です。

どの社会にも15～20％の割合で存在し、人類や犬、昆虫にいたるまでのありとあらゆる生物が生き延びるために必要な「資質・気質」だとアーロン博士は言っています。**危険を前もって察知できれば、それに備え、生き残ることができる**からです。

「資質・気質」とは、その人が生まれつき持っているもので、「性格」とは違います。

先にも述べたように、人の言動に左右されてしまうのを、「私の性格が弱いからだ」「とけ込もうとする努力が足りないからだ」などと悩む必要はありません。

「敏感なセンサー」を持っている自分の「取り扱い法」を学べばいいのです。

「炭鉱のカナリア」という言葉があります。

かつて炭鉱では、籠に入れたカナリアを炭鉱内に連れて行っていました。万が一坑内に危険なガスが出たら、カナリアがガスを察知して激しくさえずり始めるからです。

今でもこの言葉は、リスクヘッジの象徴として残っています。

また、「パレートの法則」、別名「8：2の法則」と呼ばれるものが心理学にあります。

会社で実際に利益を出す人は全体の2割で、残りの8割はその2割の人の利益で食べているというものです。

アリの集団で言えば、実際に働く働きアリは2割で、残りの8割は働いているふりをして、実際はさぼっているというわけです。

「超敏感な人」は、その2割の「優れた人」に当たります。

あなたのような人がいるおかげで、残りの人は安心して暮らせるのです。

「ほかの人のことは今は考えられない。とにかく今の苦しみやイライラする気持ちをどうにかしてほしい」

その通りです。しかし、

「人のことは考えられない」

と思えるようになれているのであれば、あなたは「人に振り回される」自分から一歩抜け出そうとしていることになります。

なぜなら、「超敏感な人」は、常に他人にばかり目を向け、「相手に気に入られたい」「相手から嫌われたくない」とびくびくしている傾向が強いからです。

ＨＳＰ＝「超敏感な人」の特徴がだいたいわかったら、次章ではもう少し詳しく、うつ病との違いを説明していきましょう。

第1章 まとめ

- 苦しいからといってすぐに「うつ病」と決めつけない。
- 気分が落ち込んでいるときの思案、判断、決意は保留する。
- HSPは、生物が生き残るために授けられた優れた能力。
- HSPは人の影響を受けやすいと知っておく。
- 「つらい」「苦しい」はあなたが弱かったり、ダメだからではない。

第2章

この「つらい」「苦しい」は うつ？ HSP？

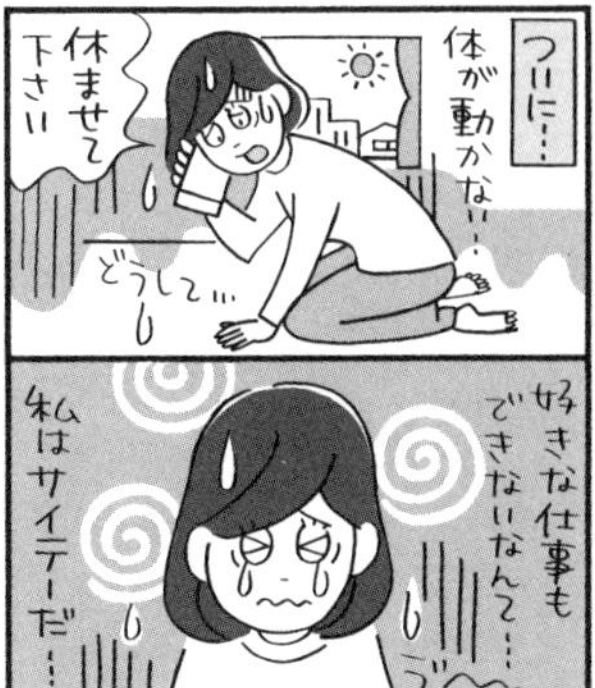

ついに…
体が動かな…
休ませて下さい
どうしてだ
好きな仕事もできないなんて…
私はサイテーだ…
うぅ〜

どちらの傾向が強いか確認しよう

ＨＳＰとうつ傾向は対立するものではなく、不安、心配、恐怖といった共通の感情が多くあります。ＨＳＰとうつが間違われやすいのはそのためです。

まずは、あなた自身、どちらの傾向が強いのかを確認しましょう。

次の項目のうち、当てはまるものにチェックを入れてください。

●ＨＳＰ傾向

□バイオレンスものなどを見ると気分が悪くなる。
□スピリチュアルな体験がある。
□周りの変化によく気づくほうだ。
□子どもの頃、いじめにあったことがある。
□偉い人、権威のある人の前では緊張する。

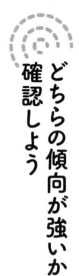

□他人に支配されていると感じることがある。
□物まねがうまいと言われる。
□両親のどちらかが心配症だった。
□職場や家族のイライラ、怒りが自分の気分を左右する。
□他人に自分の意見を言えない。あるいは思いきって口にしたあと後悔する。
□楽しいことでも疲れる傾向がある。
□騒音や鮮やかな色彩が苦手。
□無彩色（グレー、白黒、ベージュ）を見ると落ち着く。
□無印良品のようなシンプルな商品や店が好き。落ち着く。
□子どもや配偶者に問題が起きると、常にそのことが頭を離れない。
□直観力に優れていると感じる。
□びくびくしやすい。
□繊細な音楽や作品を好む。
□一人でいるのが好き。
□人から頼まれるとイヤと言えない。

●うつ傾向

□うつ状態になる前は、バイオレンスものや恐怖ものを平気で観ることができた。
□何でも自分でやらないと気が済まない。
□プライドが高いほうだと思う。
□昇進、栄転、引っ越しなど最近環境に変化があった。
□自分は生きている価値がないと思うことがある。
□感情や感覚をあまり感じず、それを確かめるため自傷行為をすることがある。
□競争心が強い。人とすぐに比較する。
□自分はガンだ、難病だと思ったことがある。
□ヒマになると不安になる。
□イヤな仕事でも頑張ってしまう。
□責任感は強いほうだ。
□家族は仲良くなければ一緒にいる意味がない。
□何事も完璧にやらないと気が済まない。

□自分が正しいと思ったら最後まで戦う。言い張る。
□「自分が好き」という人を見ると気持ち悪いと感じる。
□何かミスが起きると自分のせいだと思う。
□食べることにはあまり興味がない（食べることは食欲を満たすことだと考える）。
□楽しいと感じる瞬間があまりない。
□皆が自分を嫌っていると思う。
□死にたいと思うことがある。
□好きか嫌いか、イエスかノーか、何事もはっきりしてほしいと思う。

いかがでしたか？
うつ傾向よりHSP傾向の項目が多い人は、HSPの可能性が大きいと言えます。

うつとＨＳＰの違い
——他人に振り回されるか、自分に振り回されるか

ここでは、うつ傾向の人と「超敏感な人」の違いを、少し詳しく説明してみましょう。

まず、両者の明らかな違いから説明します。

病前と病後の自分が違うのは？

ＴＥＤ（テクノロジー・エンターテインメント・デザイン）という、各分野の人が自分の体験を語る人気のユーチューブチャンネルがあります。

そこであるうつ病体験者が、

「かつての自分は、たとえ強制収容所に入ることになったとしても生き延びることができるほどの、タフな精神力を持つ人間だと思っていた」

と語っていました。

「うつ傾向」の人は、症状が現れるまでは、何事にも果敢《かかん》に立ち向かっていく人が多いのです。仕事もできるし、大抵のことは自分でテキパキとやれてしまいます。

それが突然、やる気が失せて何もできなくなってしまう。

そして以前の元気な自分と今の何もできない自分とのあまりの落差に、自分は生きている意味がないと自尊心を低下させ、ぐるぐる思考の渦にはまり、自分にはもう将来はない、希望はないと思い込んでしまう。自分の人生すべてが失敗だったと決めつけてしまうのです。

うつの真っ只中にいる間は、考える力はもちろん、身体を起こす気力すらなくなります。とにかくつらく苦しいのですが、苦しすぎて何もできなくなります。

ところで、うつは治りかけの状態が危ないと言います。

それは、治りかけると気力や体力が戻ってきて、考えたり動いたりすることが少しずつできるようになるからです。深刻なうつの渦中にいる間は、自殺するエネルギーすらなかったのが、ふたたび、今の自分を冷静に観察できる余裕ができるせいで自分にダメ出しをしてしまい、動けるエネルギーが出てきたがために自殺を実行することができてしまう、というわけです。

また、うつ病の場合、発症前と発症後の自分が違うのです。うつの人は、症状が出る前の自分と比べるのではなく、昨日の病状より今日はよくなったと考えるようにしましょう。

子どもの頃から傾向が現れるのは?

HSPは、その人が生まれつき持っている気質で、子どもの頃からその兆候は現れています。

たとえば私のもとに来たB君は、社内行事などのイベントの次の日にはぐったりと疲れてしまいます。身体の疲れというより気分が落ち込むことがあるそうです。夜遅くまで起きていたせいだろうと自分に言い聞かせるのですが、好きな本を読んで夜更かししたときには、朝起きたときの調子はとてもいい。

「大勢の人と一緒にいると、ほかの人の神経が伝わってくるような気がして、とても疲れるのです」

とB君。

「ほかの人の神経が伝わってくる気がするのではなく、実際に伝わってくるのですよ」

私がそう言うと、B君はきょとんとしていました。

「伝わってくるだけならいいのですが、あなたのエネルギーを吸い取られてしまう場合

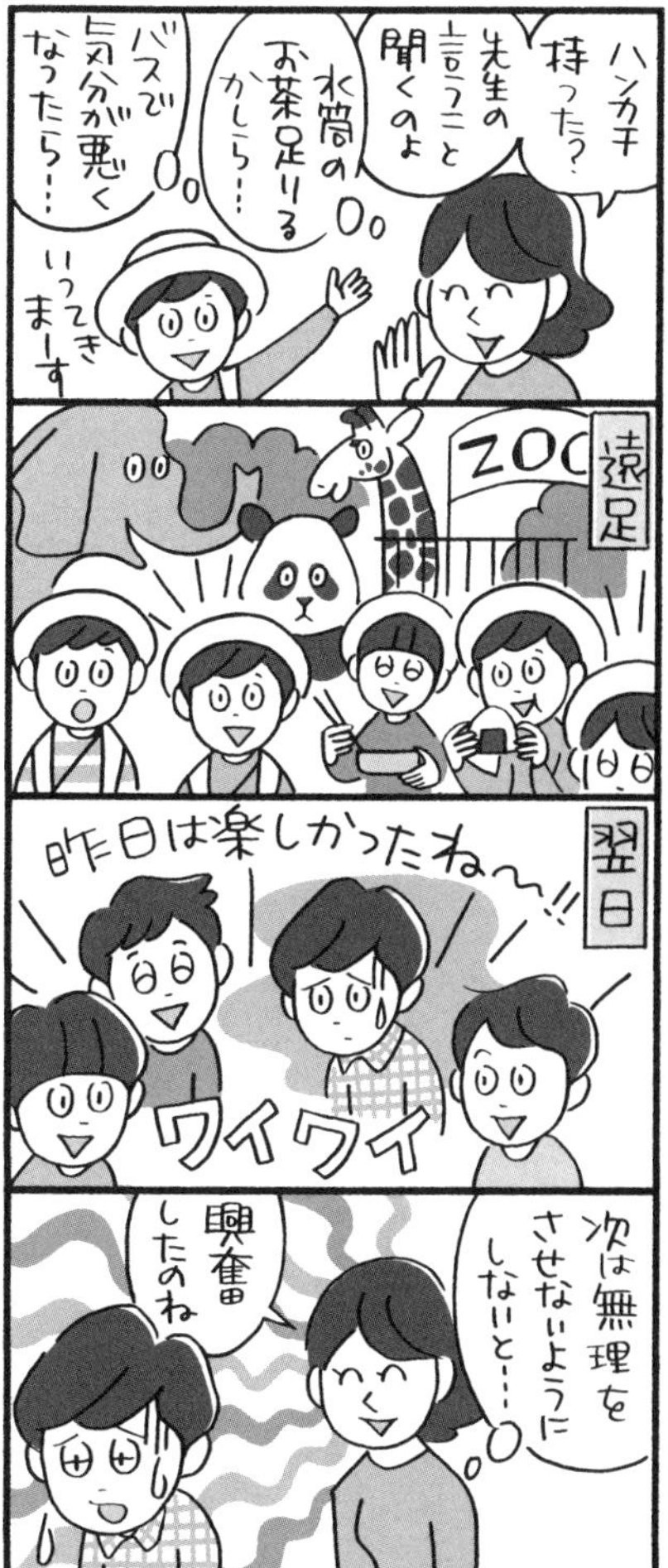
ハンカチ持った？
先生の言うこと聞くのよ
水筒のお茶足りるかしら…
バスで気分が悪くなったら…
いってきまーす
遠足
ZOO
翌日
昨日は楽しかったね〜!!
ワイワイ
次は無理をさせないようにしないと…
興奮したのね

もありますよ」

HSPは、運動会や遠足など**嬉しい、楽しいイベントでさえ、そのあとには疲れる**のです。ですから、**刺激を受けると疲れるという傾向が最近急に増えたわけではなく、子どもの頃からあったという人は、HSPの可能性が高くなります。**

また、B君は子どもの頃、友達の誕生会に参加した夜に熱を出したことがあったそうです。「興奮しすぎたのね」と母親は言っていたそうですが……。

実はこうした人は両親もまた心配性が多く、「これをすると危ない」「あそこに行くとケガをする」というふうに、「転ばぬ先の杖」的に、何かをやる前に注意してしまう傾向があります。すると、親の不安が子どもに伝わり、子どもはその不安を汲んで、具合が悪くなってしまうのです。

自分より他人を優先し、振り回されるのは？

HSPは生物が生き延びるために備わっているサバイバル能力で、おおよそ2割の人がその役割を担っていると述べました。

しかし、最近は地震や災害などの自然災害や貧富の差、学歴社会のひずみ、反対意見を封じる同調圧力、それによるいじめなどの原因が重なりあい、「超敏感な人」が増えてきています。

これは、高度情報化社会という情報のあまりの過剰さに、身体が拒絶反応を示しているとも言えます。

こうした気のある人は、できるだけ悪いニュースは見ざる、聞かざる、話題にせざるといった**「情報三猿」**をモットーにするのも心を平安に保つ対策の一つです。

また、ＨＳＰは、社会の大きな変化に対し身体が興奮しやすいとも言えます。

予兆を感じる人が多く、予言者的な存在だと言われるのもそのためです。そういう人が増えていることは、まさにこれからの社会が大変動を迎える時期にさしかかっているからだと考えてもいいかもしれません。

敏感さを作るのは、「環境」が半分、遺伝などの「資質・気質」が半分ですが、環境の部分がより多くの敏感な人を作っていると考えられます。

敏感な人が増えるのは、人類のリスク回避にはメリットがあるからだと考えられますが、一方で、現代社会ではリスクの質が大きく変わってきています。

たとえば、音への敏感さは遠くから敵が襲ってくるのを察知するために必要な機能でしたが、駅の構内放送やファッションビルの音楽など、過剰なほどの音が街に流れている現代では、必要以上に心身が緊張し、単にうるさく感じて気分が悪くなるだけです。

匂いに関しても同じです。かつては腐ったものを食べないようリスク回避のために必要だった匂いへの敏感さも、現代では冷蔵庫の普及などで、その役割は減っています。

逆に匂いに敏感なため、過剰に芳香剤を使ってしまい、逆にその化学成分で気分が悪くなるといった現象も起きています。

ＨＳＰは、他者の感情に同調しやすいという意味で他者との境界が薄いのですが、こうした人が増えると、もっと深刻になります。

お互いに影響し合って、たとえば一人の不機嫌さが合わせ鏡のようにいろんな人に伝わり、悪感情が増幅してしまいます。そして、その悪感情の原因がわからないと、不愉快な感情の理由を見つけようとして誰かを攻撃してしまうという事態に陥ります。

HSPは、他人の気持ちやその場の空気をすばやく察知しますから、同じ場にいる人に左右されやすく、振り回されやすいのです。

他人に振り回されやすいと感じたら、もしかしたら自分が敏感なためかもしれないと知ることは大切です。

自分の思い込みに振り回され、他人や周りの出来事に興味を持てないのは？

一方、うつは突然、どんな人にも起きる症状です。

しかし、うつになりやすい性格の傾向はあります。先のチェック項目にもあるように、

- **生真面目**
- **白黒つけたがる**
- **「こうしなければいけない」という「べき思考」**
- **すべて抜かりなくやらないと気が済まない「完璧主義」**

といった傾向のせいで、仕事でも私生活でも頑張りすぎてしまい、日々の疲れがたま

っていき、失敗や誰かに言われた些細なことなどがトリガー（引き金）になって発症するのです。

トリガーは「誰かにミスを指摘された」など、「人」がきっかけのことが多く、HSPの「他人に振り回される」状況と似ています。

しかし、うつが発症する前には、すべて自分で引き受けてしまって忙しい、合わない職場で無理をしている、職場の上司にパワハラを受け続けているなどの「状況」があります。

HSPは気質ですが、うつは状況が関与しているのです。

うつは、周りの状況すべてが、自分を責めているように感じます。

周りの状況を冷静に見ることができないというより、周りのことはどうでもいいとなってしまうほど「自分のダメさ」にしか思考が向かないのです。

うつになりやすい人は、もともと頑張り屋で努力家、人並み以上に集中力やエネルギーがあります。

そのエネルギーが「やりたいこと」に向かっているときには、大きな成果をあげます。

一心不乱、猪突猛進――こんな言葉がぴったりなくらい、ほかの人を追い抜いて、ぐいぐい進んでいきます。

ところが、「一心不乱」の「一心」が少しでも乱れると、もうその乱れが許せなくなるのです。

心に無意識のうちにブレーキがかかり、ブレーキをかけながらも、習い性から猪突猛進に進もうとするので、身体がきしみ始めます。

ブレーキをかけながら、猛スピードで走っている車をイメージしてください。

だんだん調子が悪くなり、最悪の場合には、火花が散り始めます。

身体も同じです。いきなり動かなくなるのです。

しかし、**もともとはエネルギーがある人なので、その集中力やエネルギーを、今度は自分に向けてしまいます**。

「仕事ができない」→「仕事のできないヤツは価値がない」→「お金をもらう資格がない」→「お金を稼がない人間はやはり価値がない」→「自分は価値がない、最低だ」→「社会から見捨てられる」……。

こうして、なかなか抜け出せない強力な闇の渦を作り出してしまうのです。

HSPとうつ、そのほかの違い

「超敏感な人」と「うつ傾向」の、そのほかの違いを述べておきます。

・色彩

HSPは、どぎつい鮮やかな色彩が苦手な傾向があります。

一方、うつの場合は世界が灰色に見えるという人もいます。華やかな色彩が目に入ってくるようになったとしたら、うつ傾向は回復しつつあります。

・他人と自分への興味

HSPは他人のことが気になりますが、うつ傾向だと、自分のことしか考えられません。

・感情

うつのときには感情がストップしているため、怒ることもできず、ひどく虚《うつ》ろに感じます。

また、うつ病の極悪期には、泣くことはあっても涙は出ません。極悪期に泣くのは単に症状であり、映画を観て感動したり、人に共感したりして泣くのとは明らかに異なり、心が悲痛に叫んでいるためです。

涙を流すというのは感情が揺さぶられ、動いているということで、うつが快方に向かっている証でもあります。

一方、HSPは他人の感情まで取り込むので、むしろ感情が豊かです。しかし、豊かすぎるがゆえに、相手の立場を想像して自分のことのように感じ、苦しくなってしまいます。

これはHSPの人は、ミラーニューロンという脳の中の機能が人より発達しているためです。ミラーニューロンについては、次項で説明します。

すべては磨かれた鏡のなせるワザ
——発達したミラーニューロンの恩恵

人ごみを歩いたり、大勢の人が集まるイベントに参加したりすると、ぐったりと疲れる。

職場に誰か不機嫌な人がいると、その不機嫌さを感じて、すごくイヤな気分になる。

家族や子どもなど、自分のそばにいる人間が不機嫌でいると、「何が不満なのよ!?」と逆ギレしてしまう。

これは相手の不機嫌をすばやく察知し、自分が原因だと思ってしまうためです。

これは先に触れた、**脳の中のミラーニューロンという神経細胞が発達していることが理由**です。

ミラーニューロンは、赤ん坊がその発達段階で、目の前にいる人のまねをして、学習し、成長していくための機能や、共感能力を司っていると考えられています。

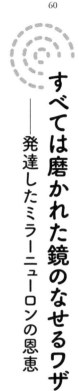

これは、１９９６年にイタリアの脳学者・ジャコモ・リゾラッティらの研究グループによって発見されました。ＨＳＰの概念が発表されたのも同じ年ですから、両者には深い関係があるのかもしれません。

「超敏感な人」が相手の機嫌に反応しやすいのは、このミラーニューロンが人並み以上に発達しているせいで、共感能力が高いからなのです。

相手の気持ちがすぐに自分の心に移るがゆえに相手の希望通りの行動をしてしまったり、光や色が鮮やかに映るのでまぶしく、目が痛くなる……。ミラーニューロンが人並み以上に発達している人というのは、このように、磨かれすぎた鏡を持っているようなものです。

バイオレンス映画や、世界の貧困の現実といったあまりにも深刻なドキュメンタリーなどを見ているとつらくなってしまうので、**ＨＳＰの人は、そうした作品を見ることができない**、というのは大きな特徴です。

逆に、うつ傾向の人は、うつになるまではバイオレンス映画でも戦争映画でも平気で観ることができます。

共感能力が高いことは長所です。

人類はこの能力ゆえに、優れた特性をすぐに身につけ、発達してきました。

また、「学ぶ」とは「まねぶ（真似する）」から生まれた言葉と言われるくらいですから、個人においては、学習能力が高く、優秀な人が多いのです。

その副作用として、相手の不機嫌やいら立ちなどのマイナス感情まで、引き受けてしまう傾向があります。

自分が直接受けているわけではないパワハラを自分のことのように感じ、気分が悪くなり、会社に行きたくなくなる。その結果、上司の怒りがより強くなる……。パワハラ上司一人のために、その職場全体の成績が下がってしまうのはこのためです。

そうした状況から身を守るため、あえて距離を置くことが必要となってくるのですが、それにより、「あの人は冷たい」などと誤解を受けることもあり、それがまた悲しく感じるのですが、それも相手の悲しみを自分のこととして感じてしまうためです。

「他人軸」を捨てればつらさは消える

「超敏感な人」がつらいのは、他人の感情を引き受けてしまう気質のせい。

自分より他人を優先してしまう「他人軸」が強いのです。

しかも、いきなりそうなったのではなく、子どもの頃からそういう傾向があります。

もし、他人の言動をいつも気にしてきたなと思い当たるなら、あなたはＨＳＰです。

このことをしっかり覚えておいてください。

第2章 まとめ

- ＨＳＰとうつ病は、似ているがまったく違うもの。自分の状態を慎重にチェックし、正確に知ることが大事。
- うつは病前と病後の自分が違い、自分のことしか考える余裕がない。
- ＨＳＰは自分のことより他人を優先し、振り回される。
- ＨＳＰは持って生まれた「気質」。うつは「状況」でなってしまう。

第3章

心を失わないためのプラチナ防御法

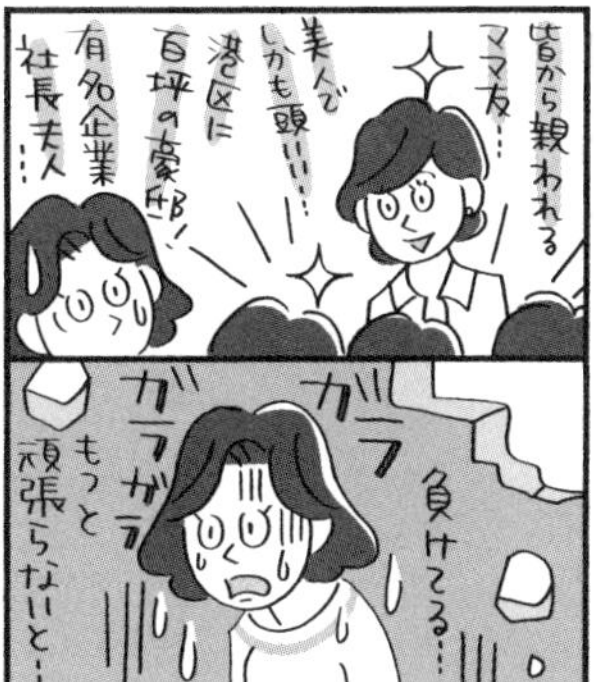
皆から親われるママ友…
美人でしかも頭いい…
港区に百坪の豪邸!
有名企業社長夫人…
ガラガラガラガラ
負けてる…
もっと頑張らないと…

心の声を無視すると身体が壊れる！そのしくみ

憧れの部署に異動、嬉しいはずなのになぜ朝がつらい？

食品会社に勤めるC子さんは、販売管理事務からようやく憧れの企画広報部に異動できました。

入社以来、機会があるごとに希望を出していましたが、販売管理事務から企画広報への異動はその会社ではあまり例がなく難しいと言われていました。

入社して6年、もう無理かなと諦めかけ、転職しようと密かに転職関係のサイトに登録していただけに、異動は跳び上がるくらい嬉しいものでした。自分の頬をつねり、「あっ、痛い」などとやっていたほどです。

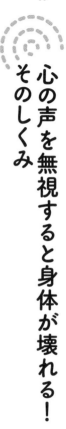

調子が狂い始めたのは、異動して半年くらい経ってからでしょうか。

まず腰痛が起きました。これまでも風呂上がりや掃除をしているときに違和感を覚えてはいたのですが、寒くなると痛むことが何度かあったので、いつも通りストレッチをしてやり過ごしていました。

ところが、職場で落とした書類を拾おうと腰をかがめたとき、ギクッときてしまったのです。そのときは近くの接骨院に駆け込み、どうにか歩けるようにしてもらいました。

次の朝、まだ痛みは残っていたのですが、とにかく会社に行けばどうにかなるとタクシーで出社。パソコンの前で同じ姿勢でいるかぎり、痛みは治まっているようです。

こんな調子で身体を騙しだましやっていましたが、ある日ついに起きられない朝がやってきました。

腰痛だけならまだしも、起き上がろうとするとめまいがして、部屋がぐるぐる回っているのです。夢見も悪くなり、追いかけられたり、迷子になって家に帰れなかったりする内容で、起きてもぐったり、不安や恐怖が治まりません。

今日は、あの会社の人に会うのを楽しみにしていたのに。次の企画を提出しなければいけないのに――。

楽しみと義務感が入り混じり、混乱してきます。

楽しみなのか？　不安なのか？

楽しいだけの仕事なんてないでしょう。不安やできないことを乗り越えてこその成長でしょう――自分にこう言い聞かせて起き上がり、その日も出社。

こんな日々が3カ月ほど続きましたが、息つく暇もないほど、次々とやらなくてはいけないことが出てきます。

「どうして約束した期限に遅れるって連絡しなかったの？」

上司にこう注意された次の日、ついに朝ベッドから出られなくなり、連絡さえできずにダウン。トイレに立ったときに、勇気を振り絞ってようやく連絡したものの、

「私はダメだ」「好きな仕事ですらちゃんとできない」「会社に行けない、約束の期限を延ばしてしまうなんて最低だ」

というマイナスのぐるぐる思考の渦にはまっていました。

好きな仕事なんだからつらいはずがない。そう思い込んでいたのです。

でも、**好きだからこそ無理をすることはあります**。異動した嬉しさで、迷惑をかけて

はいけないと頑張りすぎたのです。

「好きであろうとなかろうと、身体の調子が悪くなったら、それは心があなたに出している注意信号、メッセージなんですよ。そのメッセージに耳を傾ける時間と余裕を少し

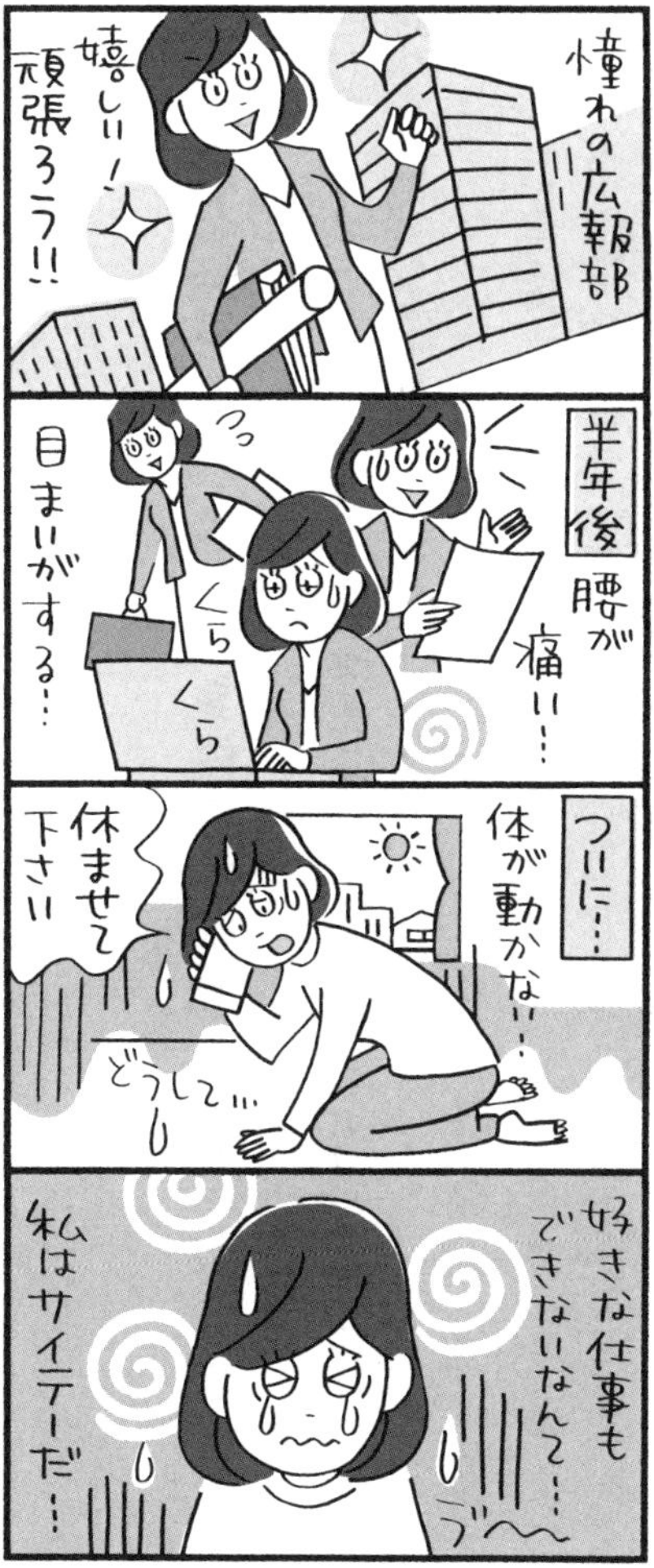
憧れの広報部
嬉しい！頑張ろう!!
半年後
腰が痛い…
つっ
目まいがする…
くら
くら
ついに…
体が動かない…
休ませて下さい
どうして
好きな仕事もできないなんて…
私はサイテーだ…
グ〜

でも持てばよかったですね」

私は彼女にこう言いました。

感情を無視すると、なぜ身体に影響するのか

HSPにせよ、うつ病にせよ、身体の不調は、「もう無理はしないで」「限界が近いから休んで」と心が発するSOSのメッセージです。

ちょっとつらい、なんだか苦しい、少し休みたいという初期の心の声を無視し続けていると、やがてそれは身体の不調となって表われるのです。

誰でも、「そのまま進むと、崖があるよ」と言われれば、引き返すでしょう。

心が危ないときにも、ちゃんと身体がアラームを発してくれているのですから、まずは、その身体の声に耳を傾けなくてはいけません。

しかし、つらい、悲しいという心（感情）を無視し続けると、なぜ身体の調子が悪くなるのでしょうか。

感情を無視したり抑え込んだりすると、自律神経系が組織への血流を減少させてしま

います。すると血のめぐりが悪くなり、血液に乗って運ばれてくる酸素量も減ります。これが痛みやしびれ感、麻痺、筋力低下などの機能障害を引き起こすのです。

具体的には、腰痛、肩こり、頭痛、めまい、耳鳴り、ぜんそく、花粉症、じんましん、胃酸過多、十二指腸潰瘍、過敏性大腸炎、頻尿といった病気の形で噴出してきます。


会社で怒鳴られたりミスを注意されたりすると、夜眠れなくなったり、食欲がなくなったり、女性であれば生理の乱れなどが起きることもあります。

失恋や離婚、あるいは事業の失敗などで、健康状態がいきなり悪くなる人もいます。

イギリスの官庁街ホワイト・ホールで行われた調査によると、上司や周りの人を気にしたり、振り回される人の血糖値は高い傾向にあることがわかりました。


一方、物事をよい方向に考えたり、明るく考えたりすることが病気を防ぐと考え、できるだけユーモアにあふれた映画や小説を読むなどすると、血糖値が5㎎／dℓくらい下がったというデータもあります。

もっとも効果があるのは身体が書く処方箋

薬を使わずに不治の病から回復した人がいますが、そのためには、次のことが重要だとその人は言っています。

①生きる意志を持つこと。
②よい医師を知っていること。
③病が不治であると信じないこと。

そして、このようにも言っています。

「生命力とは地球上でもっとも理解されない力かもしれない。人体そのものこそ最良の薬であり、**もっとも効果のある処方箋は身体の書く処方箋だ**」

つまり、**心の痛みにきちんと向き合えば、体調不良はなくなる**のです。

身体は心の発する信号に忠実に従う召使いのようなものかもしれません。「はい、心の仰せの通りにいたします」というわけです。

身体の不調、心の不調、どっちが先か

今の仕事に物足りなさを感じ、転職したいとあるサイトに申し込んだD君。申し込んだときには「この会社では活躍できるぞ」とテンションが上がったのですが、いざ面接に行き、担当者に会ったあといきなり胃痛が起きました。あまりに突然だったので、救急車を呼ぼうかと思ったほどでした。

結局この転職は条件が合わず見送りましたが、何カ月かしてまた面接に行きました。しかし、面接が終わると、また腹痛が起きました。

D君は、この胃痛や腹痛は「今の会社で仕事を続けたほうがいい」という身体からのアラームと受け止め、この会社も見送りました。

面接では給料は大幅にアップすることがわかりましたが、仕事内容は今とは比べものにならないほどハードで、前任者はうつ状態になり辞めたと、あとで知りました。

面接での担当者の対応に、厳しさや緊張感を感じ、それが胃に伝わったのかもしれません。

話を聞いているうち、その職場で働く自分を無意識のうちにイメージし、心がD君の身体に警告を発したのでしょう。

「この会社は一流と言われているし、給料もいい。勤めていると自慢できるな」

頭ではこう考えていたD君ですが、心では「でも、自分には合わないかもしれない」「残業が多いようだ」と感じていたのです。

「頭痛や風邪でも頑張る」のはエラいのか!?

身体は心に連動しています。

身体に違和感を覚えたら、脳（頭）はゴーサインを出していても、心が納得していないのかもしれないと考えることです。D君のように、一人静かに自分の心のうちを注意深く探ってみてください。

心や身体は正直です。

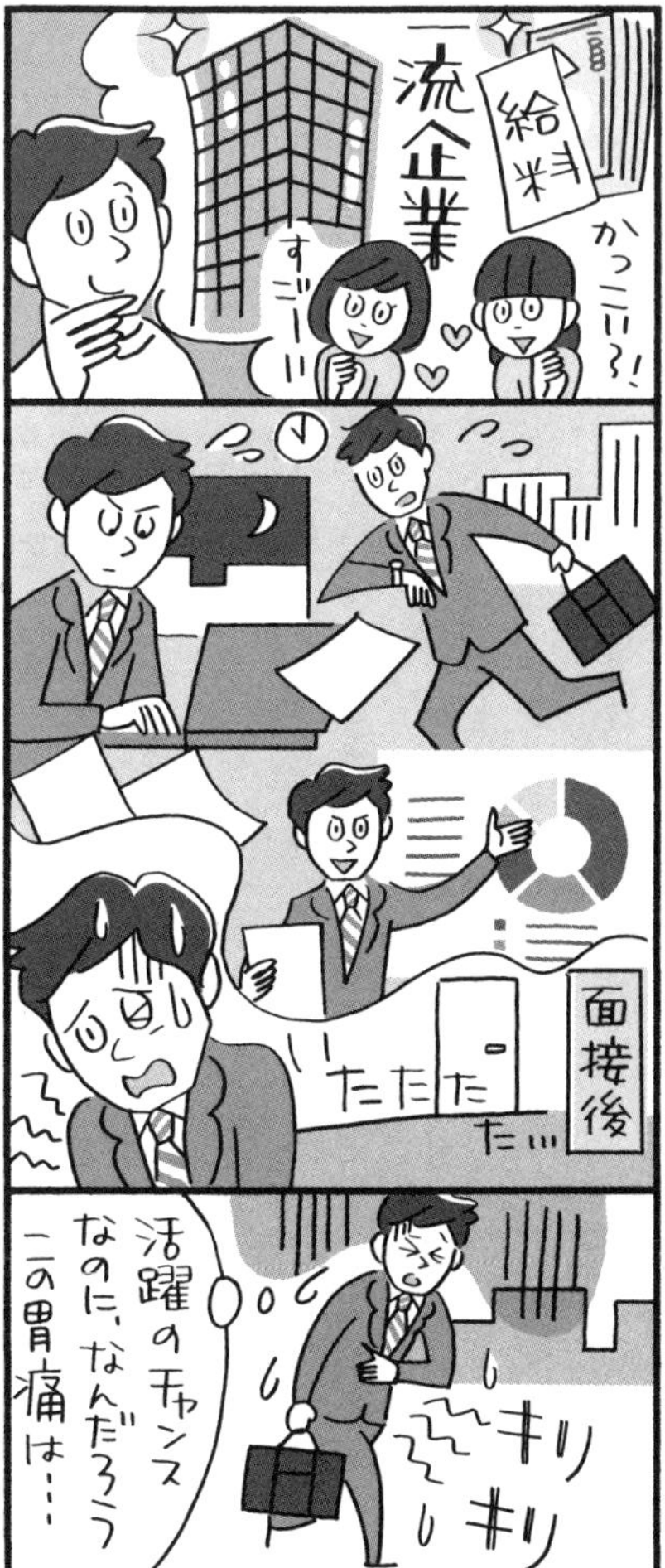
給料
一流企業
かっこいい〜!
すご〜い
面接後
たたたたっ
活躍のチャンスなのに、なんだろう この胃痛は…
キリキリ

心で感じた違和感や「イヤだ」「苦しい」といった感情を無視したことで、のちに体調不良になった例は、枚挙にいとまがありません。

体調不良になる前のエネルギーがあふれているときは、何でもできると思い、いろいろなことを抱え込み、それを生きがいと思い込んでしまう人は多いものです。

そのため無理を無理と感じないまま、逆に「このくらいのことで休んでいられない」と自らを鼓舞し、一層、頑張ってしまうのです。

現代社会は「頑張る私はエラくて、立派」というイメージであふれていますが、それは本当でしょうか。

テレビのコマーシャルは「頭痛や風邪なんかに負けていられない、頑張る私」をアピールするものもあり、そのイメージが無意識のうちに脳内に刷り込まれていることも要因の一つとしてあるように思います。

休みもろくにとらず、体調を崩すほどに頑張る。それが本当に美しく立派なことでしょうか。早いうちに休息をとっていれば二日で回復したものを、何日もかかるほどこじらせてしまうことがよいことでしょうか？

自分の体にとってベストな選択は何か？　他者から評価されることを抜きにして考えてみてください。

風邪や胃痛、腹痛など、体調が崩れたときは、「これくらいで休んでいられない」と自分にムチ打つのではなく、リラックスして、心と身体のチューニング（調律）をするいい機会だと捉えましょう。

心を失うと身体は栄養を受けつけない

うつ病だと思い込んでいたとき、私は食べたいものを食べていました。

性欲もあり、妻との性交渉もなくなっていたわけではありません。むしろ性交渉をすることでしばらくのあいだ不安がなくなることもあり、そちらのほうに自分の意識を向けようとしていたことさえあります。

人間の三つの本能である睡眠欲、食欲、性欲のうち、食欲と性欲はあったのです。

しかし、食欲に関しては不思議なことがありました。

どんなに食べても体重が増えないのです。

ご飯は山盛り、肉や魚などのたんぱく質も野菜も十分すぎるほど摂り、お腹いっぱいになるまで食べていました。食べているあいだは不安がなくなるからです。

ところがどんなに食べても、身体が栄養を吸収しないのか、吸収しても有効に使われないのか、まったく太りません。

食べ物の栄養はいったいどこに行ったのか。

まるで不安、恐怖というマイナスのエネルギーのブラックホールに吸い込まれていくようです。

大量に食べるので、便も大量に出ます。身体が、食べたものを単に通過させているだけの「管」になったようでした。

身体が生きていない――当時の私はそう感じたものです。

この現象は、認知症になった私の父にも見られました。

父は起きているあいだ、とにかく食べました。食べ続けるのです。お腹が空くから食べるというより、何かしていないと気が済まない、食べることしかすることがないとでもいうようでした。

でも、やはり体重は一向に増えませんでした。

心を失うと、身体は自分にどんな栄養が必要なのか、それさえわからなくなるのです。

そして吸収も進まなくなります。

不安や恐怖と神経の昂りは別物

不安や恐怖と、神経の昂りを混同して捉える人は少なくありません。

これは恐怖や不安と、神経の昂りが身体に及ぼす症状がとても似ているせいです。

神経の昂りは、人によってさまざまな現れ方をします。

手が震える。心臓がドキドキする。身体が硬くなる。眠れなくなる、あるいは眠りが浅くなる。胃が痛くなったり、腸の調子が悪くなる人もいます。


また、神経が昂っていることに気づかないこともあります。

特に楽しいときなど、単純に楽しいとしか感じないのに、そのあとで調子を崩し、その理由が自分でもわからないようなときです。

先に紹介したように、幼い子どもは運動会や学芸会などの楽しいイベントのあとで熱を出すことがあります。

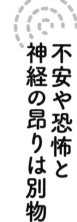

それは、楽しいはずと頭では思っていても、身体が刺激を受けすぎて疲労困憊《ひろうこんぱい》しているのかもしれません。

喜ばしい出来事にも、喜びすぎず、落ち着いていこう

神経の昂りを、不安や恐怖と勘違いして捉えてしまうと、「こんなことにも自分は不安や恐怖を感じるのだ」「自分はなんて弱い人間なんだろう」と思い込んでしまう人もいます。

でも、**その神経の昂りは、単純に身体が受けた強すぎる刺激を処理しているだけかもしれない**と考えてみてください。

昇進や栄転など自分の望みが叶うような喜ばしい状況でも、喜ばしい出来事だからこそ神経が昂り、それが身体の不調として現れることがあります。

結婚前のマリッジブルーなど、幸せを目前にして憂うつになるのも同じです。

ようやく自分の望みが叶ったという強い喜びがそのまま強い刺激となって、身体の不調を呼び起こすのです。

こういうときには、大勢の人とのお祝いパーティーなどに参加することは、できれば避けましょう。そしてあなたの繊細さを理解している人たちと、ささやかでも心のこもった落ち着いた場で祝うようにするか、あるいは、お祝いパーティーの日どりを少し先にするようにしてください。

また、喜ばしい出来事であっても、それはひとまず忘れて、散歩や好きな音楽などを楽しむといったことで、逆にそのことから少し距離をおいてみるのもおすすめです。

人のパワーを奪う「エネルギー・バンパイア」は誰？

「バンパイア（吸血鬼）」と言うと、黒服に身を包み夜になると街に出てきて、美女の生き血を吸う怪物のイメージを思い浮かべますが、実は現代にも「バンパイア」は存在します。

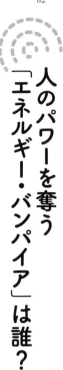

伝説のバンパイアは生命の源である生き血を吸うことで生きながらえますが、**現代のバンパイアは、「他人の気＝エネルギー」を奪い取ります。**

私がうつだと思い込み、苦しい思いをしていたとき、ある特定の人に会うとぐったり疲れて寝込んでしまう症状が起きることが度重なりました。その人は、よく言えばクールでしたが、私には「氷のように冷たい」人間に感じられました。

その人やほかの同僚と一緒の部屋で会議をしていたときのこと。その最中から、彼の、他人や私を見る目が気になって仕方がなくなりました。その目がこちらに向けられるたびに、身体の中の何かが抜けていくような奇妙な感覚に襲われたのです。

それだけではありません。部屋の壁、肌の色などがセピア色、それも濁ったセピア色をしているように感じられます。

こんなふうに感じたのは私だけではなく、妻も同じだとあとで言っていました。

こんなことが本当にあるのだろうかと、数日後その部屋の壁の色を確かめに行きました。すると、その部屋はとてもきれいな壁紙でおおわれていたのです。

一緒にいると脱力、というよりダルくなる——。動悸《どうき》がして心臓が苦しくなり、冷や汗まで出てくる始末です。身体が極度に緊張しているのがわかりました。その夜はぐったりとして吐き気まででしました。

最初は、やはり人と会うと疲れるのだろうと思っていました。

しかし、不思議なことに、その人から電話があると、それだけで体調が崩れるのです。メールのやり取りでもダメです。

これは思い過ごしだったかもしれませんが、思い過ごしでもなんでも、本人がそう感じるという点が大事です。

肩が凝る、胃の調子が悪くなる。あまりの不調に、最初は食事会だけキャンセルし、だんだんとその人が出席する会議や打ち合わせには出ないようになり、ついには連絡を絶ちました。

私の経験はこの人だけでしたが、相談してくる人の中には近所の人や会社の先輩、もっとひどくなると通勤途中でときどき見かけるだけなのに、その人を見ると気分が悪くなるといったケースもありました。

その人はもしかすると、「エネルギー・バンパイア」かもしれません。

「気が合わない」人はあなたにとってのバンパイアかも？

この世の中には、まだ理屈では理解できないことが数多くあると知ることも大事です。

すべての生物には「生命場」という電気力場があります。人の身体にも微弱な電気や磁気が発生しています。

日本では「気」と言ったほうがわかりやすいかもしれません。

「気力」「気遣い」「気持ちいい」「気持ち悪い」「気が抜ける」「元気」「活気」など、日本語には「気」を使った言葉がたくさんあります。日本人は、人がどんなことでエネルギーが身体に充満し、逆にどんなことで減っていくのかを身体で知っていたのでしょう。物理学が発見するよりずっと前に、「気＝エネルギー」を感じていたのです。

エネルギー・バンパイアは、そばにいるだけで、他人のエネルギーを奪う人です。「気が合わない」人と言ってもいいかもしれません。

何を言っても理解されない、わかり合えない、会ったあとでとても疲れる、振り回されてしまうといった人がいるなら、その人はあなたにとってのバンパイアである可能性があります。

エネルギーを奪われるのは、より敏感な人のほうです。

人の弱点を突いてくる「FOG」に対抗するには？

最近では**「FOG（霧）」と言って、脅しや相手の義務感などを巧みに利用しながら、人にいろいろなことを強要する人も増えている**といいます。

「ＦＯＧ」の、「Ｆ」は「Ｆｅａｒ（恐れ）」、「Ｏ」は「Ｏｂｌｉｇａｔｉｏｎ（義務感）」、「Ｇ」は「Ｇｕｉｌｔ（罪の意識）」のことです。


「それをやらないと不幸になる」

「そんなことをすると子どもがかわいそうだ」

「親としてそうすべきでしょ」

「みんなそうしているんだから」

こんな言葉を口にする人がいたら要注意です。

あなたの弱点を知っている身近な人だからこそ、巧妙に弱点を突いて「恐れ」「義務感」「罪の意識」を刺激し、霧で覆うかのように状況を正確に見えないようにし、自分の思い通りにしようとするのです。

彼らは一見、「優しく」「思いやりに満ちて」いるように見えます。

でも、結局、**彼らは人をコントロールすることで、ある種の優越感を抱くバンパイア**なのです。

そういう人には、

「誰がそんなこと決めたの？」

「不幸かどうかは、子ども本人が決めること」

「みんなって誰のこと？　具体的な名前を教えて」

といった対抗措置の言葉を覚えておきましょう。

そして**彼らをバンパイアだと判断したことに、決して罪悪感を抱かないこと**です。

エネルギー・バンパイアにありがちなタイプ

エネルギー・バンパイアのタイプを、いくつか挙げておきます。

- **好戦的**
- **威圧的**
- **おせっかい**
- **押しつけがましい**
- **自己否定感が強い**
- **プライドが高すぎる**

・一見優しく、思いやりある人に見えるが、何かを強制されていると感じる

こういうタイプの人と会ったあととても疲れたり、イヤな気分に襲われるなら、その人はあなたのエネルギーを奪うエネルギー・バンパイアの可能性があります。

こういう経験を初めてする人は、「なぜだろう、自分はどこかおかしいのではないか」と自分の非を探すかもしれません。

でも、それは自分が「敏感」「繊細」「相手の思いを受けやすい気質を持っている」だけと理解し、自分の気質や傾向を知るための機会なんだと受けとってください。そのうえで、そんな人にはできるだけ近づかないようにしましょう。

相手の自分への強い言葉や押しつけに、反発や不愉快な思いを抱いてしまったり、相手の愚痴やマイナスの言葉の持つ「気」に引きずられてしまうのは、相手の強すぎる感情に反応してしまうからです。

そういうときは、相手が話しているあいだ、ほかのことを考えたり、きれいな景色を思い浮かべたり、深呼吸して自分の気を強く保つなどの防御壁、つまり「結界」を作り、相手の思いが自分の中に侵入しないようにしましょう。

心身の不調を引き起こす意外な原因と対処法

電磁波の影響

近年、量子生物学（量子人体）という考え方が生まれ、電磁気は生体の電子の量子力学的な状態（もつれ）に影響を与えることが知られています。

電磁波などに敏感に反応し、体調が悪くなったり、気分が落ち込む人も出てくるようになりました。

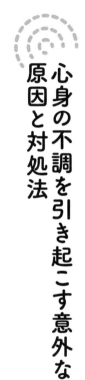

これは**「電磁波過敏症」**と言われ、アメリカのウイリアム・レイ博士によって命名されました。

スマホから放出される多量の電磁波によって、使うたびに体調が悪くなる人も出ています。また、ＩＨ（電磁調理器）など、家庭内のすべてを電気化した結果、多量の電磁波を身体に浴びるせいか、調理中に頭痛がするようになってしまったという老夫婦の例もあります。

さらに、歯の治療で金属の詰めものをしたことで不調が起きるケースもあります。

この病気の特徴は、最初に目や皮膚、神経に症状が現れ、次になんとなく落ち着かなくなったり、動悸やめまい、吐き気が起きてきます。疲労感や短期的な記憶喪失があったり、気分が落ち込んだりすることから、うつだと誤解してしまう人もいます。

対策としては、

①スマホや携帯電話は、眠る場所の近くに置かない。常に触らないようにする。

②ポリエステルやナイロンなどの化学繊維はなるべく身につけない（身体にたまった電気を放電しにくくなるため）。

③ホットカーペットは不必要なときには電源を切る。

④スマホには電磁波対策グッズをつける。

などが有効です。

脳内ホルモンの影響

敏感な人はかすかな刺激も素早くキャッチするため、他人のわずかな表情の変化や、小さなつぶやきなどを自分に向けてのシグナルと捉え、反応してしまいます。

そのわずかな反応が脳内にストレスホルモンを分泌させるため、相手に対して攻撃的になったり、パニックに陥ったりするのです。

ストレスを感じると脳内でコルチゾールというストレスホルモンが分泌されます。これは身体に危険を知らせるホルモンで、「危険だから逃げろ」と警報を鳴らします。コルチゾールが多く分泌されると、眠れなくなります。

「近くに危険な動物がいるかもしれないので、眠っている場合ではないぞ」と、脳が身体に指令を出すからです。

大昔の人類のリスク回避装置というわけですね。

しかし、眠らないと、ますますコルチゾールが分泌されます。日中にはより多く分泌され、神経が昂ります。その昂りを脳は不安や恐怖と捉え、ますますコルチゾールを分泌するという悪循環に陥っていくのです。
「何か」から自分の身を守るのは大切なことですが、その「何か」が本当に危険なものでない場合にも、単に敏感すぎるがゆえに脳が過剰反応してしまうのです。

身を守るためにエネルギーを使い果たすと、成長や健康を守るためのエネルギーがどうしても不足してしまいます。

誰かから何かイヤなことを言われた、叱られた（ような気がする）といった状況のときには、あえて、

「これは脳内にストレスホルモンが過剰に出て、身体が防衛態勢をとっているのだ。だから大丈夫、リスクも危険もない。悪いことは起こらない」

と、心に声をかけてみましょう。

その場をすぐに離れて、深呼吸や軽い瞑想などをして、脳の緊張を解いてみるのもいいでしょう。

そして、**刺激を受けすぎたと感じたら、とにかく眠ることが大切**です。

眠ることでコルチゾールが減少し、ストレスも減少していくからです。ストレスが減少すると、ますますコルチゾールも減少するという良循環になっていきます。

できれば昼寝がいいでしょう。昼寝は免疫細胞を活発化させる、とてもいい習慣です。

気候の影響

「リウマチが痛むと天気が悪くなる」

身体の変化で天気を予測する人は昔からいましたが、実際に両者のあいだに因果関係が見られることが、京都大学の研究で発表されました。

気圧の低い日に具合が悪くなる低血圧の人は多くいますが、特に低血圧ではなくても、憂うつな気分になったり、朝ベッドから出たくなくなったり、リウマチのほかにめまい、ぜんそくといった症状が出るなど、気候、特に気圧によって体調に変化を起こす人は一定数いるのです。また、地震などの災害も増え、その前後に体調を崩す人もいます。

これは**「気象病」**というもので、湿度や温度、気圧など気象の変化によって病状が悪化したり、気持ちが滅入るといった症状が出てきます。

最近になって広く認知されるようになりましたが、それまでは「天気と身体の状態」にどのような関係があるのか、そのメカニズムは明らかになっていませんでした。

そのため「気のせいだろう」「天候を理由にサボるのか」などと責められ、職場だけではなく、家族からも理解を得られず、それに傷ついて余計に体調を崩すといった悪循環に陥る人が少なくありません。


こうした人は、何らかの原因で内耳《ないじ》が気圧の変化に敏感なため、変化に過剰に反応し、その過剰な反応が脳に伝わって交感神経と副交感神経のバランスを崩してしまうのです。そして、副交感神経が活発になると、身体がだるくなる、眠くなるなどの症状が出ます。そのしくみはＨＳＰと同じです。

交感神経が活発になると、痛みの神経を刺激したり、過敏性大腸炎を起こすこともあります。女性の場合、生理日と重なると、生理痛やＰＭＳなどの症状がより重くなったりもします。

天候が悪い日の気分の落ち込みや体調不良は、「気のせい」や「怠惰な自分のせい」ではありません。

天気予報を見て、次の日の気圧などの状態を把握し、気象病が出そうだと思ったら用心する。体調が悪くなりそうな日には、大切な決断や約束はしないと決めるのもいいでしょう。

内耳が関係しているので、うつや「超敏感な人」だけでなく、普段から乗り物に弱い人も影響を受けやすいと知っておきましょう。

血行がよくないことは原因の一つですので、血のめぐりをよくするために普段から運動することも大切です。

耳をひっぱったり、耳全体を手で覆い、後ろに向かってゆっくり回すなど、耳の周りをマッサージしてみるのは対策になります。

疲れたら、とにかく「これ」をすること

最近の研究で、「ぼんやり」することのすごい効果がわかってきました。

「デフォルト・モード・ネットワーク」といって、雲や樹木などをぼんやり見ているときにだけ活発に働く脳の部分があるというのです。この作業は、胃腸にたとえれば食べたものを消化する時間とも言えます。

「デフォルト」とはパソコンでいう初期状態のこと。

ぼんやりすることが、自分がもともと持っている感情、つまり人に影響を受けていない感情に戻すというのです。


今起きている問題の解決法や、願望を実現する方法など何かを追い求めるのでもなく、仕事や人間関係、人生のことなどについての思考を、いったんすべて脇に追いやって、思考を消し去る。こうしてぼんやりすると、心がリラックスします。しかし、脳の一部、

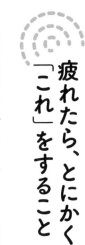

たとえば前頭極は活性化し、創造力が高まるのです。

そして、デフォルトモードを終えたあとは、記憶力までアップしているというわけです。

ぼんやりしているときにすばらしいアイデアをひらめいたというエピソードは、よく耳にするものです。

たとえば、iPS細胞でノーベル賞を受賞した京都大学の山中伸弥教授は、そのアイデアをぼんやりとシャワーを浴びているときにひらめいたと言います。

これは、アルツハイマーの予防にもなるのではないかと期待され、研究が進んでいます。

意識的に「ぼんやり」タイムをつくれば、ひらめきもゲット！

「超敏感な人」はさまざまな刺激に反応するため、四六時中頭の中がいろいろな考え（想念）でいっぱいです。細々したこと、取り立てて今すぐ考える必要のないことなどで埋めつくされていて、せっかくの創造性を働せる時間が少なくなってしまいがちです。

ですから、**意識的に「ぼんやり」する時間をつくりましょう。**ぼんやりして頭と心に広くスペースをあけましょう。オープンマインドになるのです。

外に出て樹木の緑を見たり、雲を見たりすると、「ぼんやり」できるのではないでしょうか。カフェや、公園のベンチで「ぼんやり」するのもいいですね。

私の場合は、「ぼんやりすると気分が楽になる」と自分に言い聞かせ、食後のコーヒーを飲んでいる時間は仕事も将来も人間関係も忘れて、ぼんやりと外の風景を眺めていようと決めていました。

「ぼんやり」→「すっきり」は一度でも実行すると、忘れられないほどの快感が得られます。そして、その快感がまた次の「ぼんやり」→「すっきり」や、「ぼんやり」→「ひらめき」につながっていきます。

また、「ぼんやり」の効果は、心や脳だけではなく身体にもあります。

ある人は、緊張からの顎関節症《がくかんせつしょう》、肩こりや頭痛に悩んでいましたが、「ぼんやり」して顔面や首筋、肩の筋肉をゆるめ、口を半開きにしているうちに、すべて治ったと言います。また、免疫機能もアップさせると言います。

疲れを感じたら、「ぼんやり」する。そう覚えてください。

日頃パワフルな人ほど要注意

「超敏感な人」やうつ傾向で心が弱っている人には、世界はタフな人であふれており、タフな人たちのためにあると思えてしまいます。

でも、実際は自分がそう思っているという「思い込み」のために苦しんでいることが多いのです。

先に、HSPと言われる「超敏感な人」は全体の2割、あとの8割はそうではないと言いました。しかし、そうではない8割の人、あなたを苦しめていたバイタリティにあふれていた人が、突然うつにかかってしまうこともあるのです。

むしろ、**日頃パワーにあふれている人こそ、ある朝、突然ベッドから出られなくなる可能性が高い**と言えます。

なぜなら「超敏感な人」が用心しながら生活しているのに対し、タフな人はこのくらい大丈夫と自分の限界を知らず、頑張ってしまう傾向があるからです。

周りの環境をチェックしておくことが、防御につながる

あなたは今、どんな環境の中にいますか。

人間関係や住環境、職場環境の変化は、体調を崩す大きな要因になります。これは栄転など、一般に「いいこと」「喜ばしいこと」とされる出来事による変化でも同じです。

職場など、特に長い時間を過ごす環境がどんなところで、どんな人たちがいるのかを知っておきましょう。

騒音にあふれていませんか？

声が大きく、威圧的な人はいませんか？

一見、大らかで人当たりがよいけれど、無理を押しつけてくる上司はいませんか？

ノルマ達成がすべてという社風ですか？

タイムカードを正確に打刻させないよう、無言の圧力をかけてくる上司はいませんか？

私の時代はこうだった、と時代錯誤な要求をしてくる人はいませんか？

家族は口うるさくないですか？
要求が多すぎませんか？
自分の環境に対し、あなたはどんなふうに感じていますか？
居心地はいいでしょうか？

家や車にメンテナンスが必要なように、いえ、それ以上に心と身体を守る「セルフメンテナンス」は心のケアのために必要です。
時間を取って、自分の体調や感情を確認してみましょう。

神経が昂るときの対処法

体調が悪い、神経が昂るといった状態になったときに、避難する場所や時間を確保できるようにしておくようにしましょう。

たとえば、自分のデスクが仕事に集中する場所であると同時に、一人になれる隠れ場所となっているかどうか。そうでないなら、何かあったときにすぐにリラックスできるような場所――カフェや食堂、庭など自然に触れられる場所――はあるか。

また、休憩時間がちゃんと取れるかどうかも大切です。

どんなにノッている仕事でも、どんなに弾んでいる会話でも、途中で休みを入れましょう。それが難しい場合は「ちょっと失礼」とトイレに行くふりをしてでも気分転換をすること。そして、少しでも外の空気を吸ったり深呼吸して、リラックスするようにします。

また、よくないとされている「怒り」「悲しみ」「悔しさ」といった感情も、そのまま感じ、感情を表に出すということは、抑圧を解く意味で有効です。先にも述べたように、感情を無視することで自律神経が乱れ、体調が崩れるからです。

親や上司に怒られたり、失望させられたりしたときの悔しさも、平静を装ったり、押し殺したりせず、素直に出してみましょう。

夜の繁華街で、サラリーマンが上司や同僚への不平、不満を言いながら呑んでいるのを目にしますが、あれは、お互いが共感しながら、イヤなことをためないで発散しているのです。

気の合う仲間といるときは、自分の本音を出すことです。

つらいときは「別の自分」の仮面をつける

とても興味深い話をしましょう。『パーフェクト・ヘルス』（ディーパック・チョプラ著、住友進訳）に出てくる、人格が変わると身体の状態まで変わるという不思議なお話です。

ティミーという6歳の少年は、多重人格で10以上の人格を持つと言われています。多くの多重人格の例に見られるように、それぞれの人格が現れると声の調子や話し方、好き嫌いなども変わります。しかし不思議なことに、彼は人格が変わると身体の状態まで変化するのです。

ある人格のときは糖尿病と診断され、実際にインスリンの数値が低下します。しかし別の人格に変わると、糖尿病の症状はなくなり、血糖値も正常になります。

またティミーの事例で特に驚くのは、別の人格のときにはオレンジジュースにアレルギー反応を示し、じんましんが出ます。ところが、その最中に別の人格になると、じんましんは消えるのです。

人格が変わると一つの症状がなくなり、別の症状が出てくる。この現象をある人は「心が身体を支配しているからだ」と言います。

人格が変わると免疫反応が変わり、内分泌が変わるというわけです。

免疫反応や内分泌は、自律神経に大きく左右されます。

つまり、**あることにストレスを感じるか感じないかは、その人の性格次第**ということです。

ある人にはストレスに感じることが、別の人にはストレスにならない。もっと言えば喜びになることもあります。これは当然ですね。

今の性格だけが「自分」なのではない！

では性格とは何でしょうか。

心が形づくっているのでしょうか。脳がつくっているのでしょうか。それとも、両方の共同作業なのでしょうか。

どちらにせよ、ここで言いたいことは、「心というものが身体に大きな影響力を持っている」ということです。

私たちの性格は、年を重ねるとともに変わっていきます。

若い頃には誰とでもケンカするような激しい性格だった人が、晩年は寛容で穏やかな性格に変わることがありますし、その逆もあります。

私は「自分」というものは無限にあり、絶えず変化していると思っています。

「自分が無限にある」ということに抵抗を感じる人は、「自分というものはたくさんある」と言い換えてもいいでしょう。

今ある性格だけが自分ではない——こう考えると楽になりませんか。

「言いたいことをズバリ言える自分」という仮面

うつ傾向の人は、自分の過去や言動を後悔したり、「だからダメだった」「あのときあんなことをするのではなかった」とマイナスのぐるぐる思考の渦の中に巻き込まれていきます。

過去と現在の区別がなくなり、それが一緒になって自分を責めてくるのです。

このとき、**過去の言動を、「今の自分ではない別の自分のやったことだ」と考えることで、少しは楽になる**のではないでしょうか。

自分の中に「子どもの自分」を見出すことで、うつから抜けていった人もいます。

大人になっても、人は「子どもの自分」を抱えています。

「大人の自分」はプライドや世間体から、思いを吐き出すことができません。でも子どもなら……？　「子どもの自分」なら、大声で泣きわめくこともできるし、言いたいことを口にすることもできます。

自分の中にいる「子どもの自分」がつらい、悲しいと言っていると考えましょう。

大声で泣いたり、言いたいことを言うのは、抑圧していた自分の感情を解放することになります。

また、人に言いたいことを言えずに苦しい思いをして、「自分は言いたいことも言えないのか」と自己嫌悪に陥る人もいます。

こんなときには、「別の自分」の仮面をつけてみましょう。そもそも人は、普段からいろいろな仮面を使いわけています。夫として妻として、母として部下として……。そのときどきに必要な仮面をつけて対応を変化させています。ですからその仮面にいくつか新しいバリエーションを加えるのです。

「言いたいことをズバリ言える自分」という仮面、「過去をくよくよ気にしない自分」という仮面などなど。そして、言いたいことを言ってみるのです。

自分の中の子どもや別の人格がやることなので、何をしても自分を責める必要はありません。

このように考えて、これまでの「こうしなければいけない」「こうすべきだ」という「自分の思い込み」を変えることで私自身、楽になっていきました。

先に述べたように、私がうつ状態から抜け出すためにさまざまなことを試す中で知ったことは、「うつは薬では治らない」ということです。

次の章では、この薬についてお話ししましょう。

第3章 まとめ

- 身体の不調は心からのメッセージ。無視すると、心も身体も壊れてしまう。
- 体調が崩れたら、とにかく休むこと。
- 不安も神経の昂りも、同じ脳内ホルモンが原因で起きる。この2つを混同しない。
- 体調の崩れは、エネルギー・バンパイアやFOGを利用して人を操つろうとする人の言動からも起きることを知っておく。
- 理屈だけでは理解できない「心の声」があると肝に銘じる。
- 体調不良はストレスが原因とは限らない。

- 今の自分の環境、人間関係を把握しておく。
- 環境が変わるとストレスを感じ、体調が崩れやすくなる。
- 昇進、栄転、結婚といった「いいとされる出来事」でも体調は崩れることがある。
- 怒り、悲しみといった感情が湧いたときは抑えないで、素直に出す。感情を抑えると、自律神経が乱れ、それにより体調が崩れる。
- ときどき「ぼんやり」することで心の掃除をする。
- 人格が変わると病気が治ることもあるほど、心は身体を支配している。

第4章

薬が「心を傷つける真犯人」を隠す!?

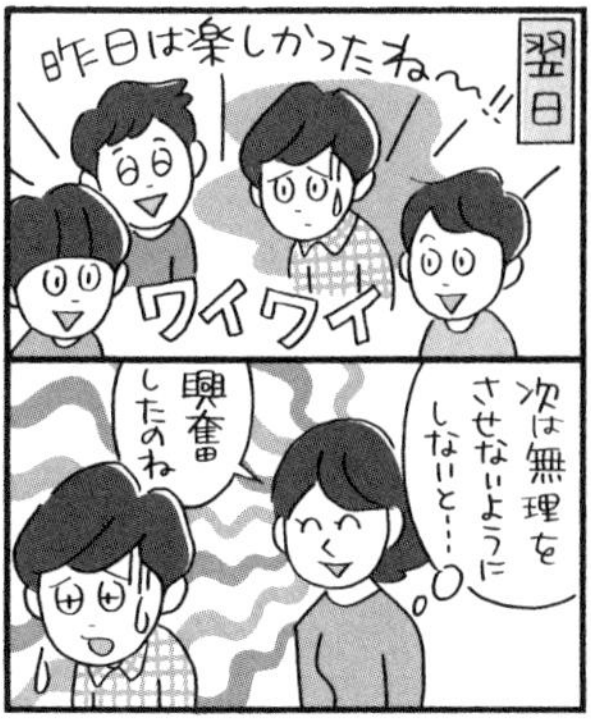
翌日
昨日は楽しかったね～!!
ワイワイ
次は無理をさせないようにしないと…
興奮したのね

うつ病はガンや心臓病に匹敵する恐ろしさ

うつ病は「心の風邪」と言われています。

風邪は万病のもとと言われ、命取りになることもありますが、通常は軽くすむでしょう。私は**現代社会において、うつ病は風邪どころではなく、ガンや心臓病に匹敵する危険な病だ**と思っています。

多くの人は、ガンの兆候が少しでも見えたら、早急に対策を講じ、生きるためにあらゆる手を尽くします。

一方、うつ病に関してはどうでしょうか。

日本ではうつ病患者は100万人を超し、自殺者は毎年2万人を超しています。にもかかわらず、先にも述べたように医者は薬を施すしかできないのです。

うつと同じくらい患者の多いガンは、早期発見して切除すれば治ります。また、心臓病は食事改善や運動での予防が広く呼びかけられています。

ガンや心臓病については、症状の恐ろしさが広く知られています。**予防の大切さを知るには、病気の恐ろしさを知ることが大事になる**からです。

しかし、うつ病は一度なってしまえば治すのが難しく、本人の苦しさは大変なものであるにもかかわらず、「心の風邪」などと軽く喩えられてしまうほど、その恐ろしさについてはまだ深く知られていません。

その苦しさや、身体の不調や心の違和感についてもっと知識が広まれば、予防措置を講じる人は増えていくでしょう。

うつ病への予防措置を、公的機関などはより積極的にやるべきです。

また地震や災害、より厳しくなっていく教育などの社会環境の中で「超敏感体質」であるＨＳＰの人も増えています。

医者だけではなく、教育関係者や企業の管理職の人などは、パワハラ、セクハラなどと同じように、うつ傾向やＨＳＰについても研修会や勉強会を開くことが、マネジメントの一つとして今後必要になってくるのではないかと私は思います。

うつの悪循環にはまる精神科のしくみ

1章でも述べましたが、アメリカから帰ってきた私は、浜松医科大学に教授の席を得たものの、日本の大学から移ってきたほかの教授たちと違って研究における拠り所がなく、不安な日々を送っていました。

「私のような人間に人を教える資格があるのだろうか」と不安がよぎった私は、実際に教鞭をとるまでのあいだ、「人を教えるに足る人間になろう」と禅の修行をすることにしました。

教えを乞うた曹洞宗の師から、「仕事でも人の指導でも、邪念なくしてやってこそ意味がある。邪念の心があるならやらないほうがマシだ」との言葉を聞いた私は、「嫉妬心も強く邪念だらけの私は人を教える資格はない」、つまり「自分はダメだ」と思い込むようになったのです。

「自分はダメな人間だ」――これがうつの始まりでした。

「人は完全でなければならない」とする師の言葉は、まさにうつになりやすい考え方の典型です。

しかし当時は、そこまで考えは及ばず、師の言葉をそのまま信じてしまったのです。自信を失った私は人にものが言えなくなり、一方で「自分がどんなにダメな人間か」を話しているときだけは、言葉が滑らかに出てきて、止まらなくなりました。そうすると、不安を感じないで済むからです。

前述したように、「ダメな私」は、「こんな私に人は教えられない」→「学校を辞めるべきだ」というマイナスのぐるぐる思考の渦にはまっていきました。

うつ病の知識もなく、こうした症状に振り回された私は、知人の紹介で精神科を訪れました。あまりに苦しい症状をなくしたいと藁にもすがる思いだったのです。

そこで医者は、私にある薬を処方してくれました。

その薬を飲んだ途端、頭の中が真っ白になったのを覚えています。頭が働かず、翌日は足もとまでふらふらとおぼつかない。かつて味わったことのないほど気分が悪くなったので、一日で飲むのをやめました。すると、その症状は消えたのです。

あとから、その薬はクロールプロマジンという統合失調症の薬だったことを知りました。これは妄想の多い症状に使う薬ですが、当時はうつ病の薬などまったくありませんでしたから、医者は私に妄想があると思い、処方したのでしょう。運動神経を障害するという副作用があり、私も手指が思うように動かなくなり、趣味で弾いていたピアノが弾けなくなりました。

もう一つ処方されたのは、睡眠薬です。クロールプロマジンは一日で服用をやめたものの、不安から眠れなくなっていた私は、睡眠薬は常用するようになりました。

そして「薬が頼りだ」「薬が切れると怖い」という薬中心の生活になっていき、ますますマイナスぐるぐる思考の渦にはまっていくことになったのです。

私だけでなく、多くの人がこのような悪循環にはまってしまうのは、薬を処方するしかない精神科のしくみも関係しています。

症状を言えば、誰にでも薬を処方するのが精神科

精神科について、おもしろい話を紹介しましょう。

たとえば、あなたが会社の上司に叱られるなどイヤなことがあり、何カ月か休みたいと思ったとします。しかし、「休ませてください」と言ったところでおいそれとは休ませてくれないのが現実です。

そこで「うつの診断書」があれば、堂々と休めると、精神科を訪れます。

精神科の医者を前にあなたは、自分の症状を少し大げさに、もしくはあらかじめ学んでおいたうつの症状を自己申告します。

「夜眠れない」「不安から動悸が激しくなり、冷や汗が出ることもある」「朝目が覚めると身体に何十キロもの重りがのっているようだ」「集中力がなくなった」……。

こう訴えると医者は「では薬を処方しますから、帰りに受けとってください」と「診断」してくれるでしょう。うつ病でなくても、「不安障害」「適応障害」など何らかの病名をつけて、薬を処方してくれます。

こうして診断書を受け取ったあなたは、堂々と会社を休めるようになるのです。

現代の病院は「3分診療」などと揶揄されますが、精神科であってもそれは同じで、患者の状態を医師が丁寧に把握するシステムにはなっていません。患者の言葉から判断するのが、医者の仕事になってしまっているのです。

ですから、今述べたような「ニセ診断書」を書いてもらうこともできるのです。

本当に治したければ身体が発する「心の叫び」を薬で誤魔化さないこと

アドラー心理学に、**「ある症状は自分の願望を隠すためのダミーだ」**という考えがあります。

たとえば、人は、学校や会社に行きたくないという願望を達成するために「朝起きると気分が悪くなる」「お腹や頭が痛くなる」という症状をつくり出すというものです。

この裏には、

人間関係など真の原因 ↓ 心の痛み ↓ 身体の痛み

という図式があります。

先の章でも述べましたが、**身体の症状は、身体が発する「心の叫び」の場合もあり、注意信号**です。

症状の根っこには、その症状を引き起こした「心」や「性格」「ものの考え方」があることは、何度言っても言いすぎることはありません。

そしてその症状を薬で抑えてしまえば、**薬が本人の問題の根本を隠すベールになることがある**のです。

うつにかかった人の中には、薬を服用することで症状が改善した人も確かにいます。しかし、そういう人は、薬の服用をしたあとで、二度とあんな苦しい経験をするのはイヤだと自分の生活や考え方を改め、変えた人が多いのです。

いかに人間関係や考え方、日頃の生活習慣が、うつをつくり出しているかがわかります。

くれぐれも、身体の痛みだけを追及し、「身体の痛み」を引き起こす「心の痛み」をつくり出している真犯人を放置したままにしないでください。**真犯人を逃がすと、いったんは薬でよくなっても、また何かしでかす可能性が高い**からです。

精神科では、限られた時間の中で、「心の痛み」の本当の原因になっている人間関係や性格にまでは踏み込みません。医者は、

「真面目すぎるからですね。もう少しリラックスして」

くらいのことしか言えません。でもそれは当然で、医者はカウンセラーでもなければ、臨床心理士でもないからです。

また、医者も商売です。一人ひとりの「根本的な原因」や「性格の傾向」を探っていては、時間的にも立ち行かなくなります。

患者が精神科を訪れるのは、原因を取り除くための助けを求めてです。しかし、内科などで風邪に咳止めや解熱剤を処方するのと同じように、精神科医は対症療法のための薬を処方するだけなのです。

薬を飲むことで、身体が治らなくなることがある

対症療法にも、もちろん長所も、効果もあります。

たとえば風邪なら咳が止まり、一時的にではありますが、身体は楽になります。

しかし、それがまさに真犯人を覆い隠すベールとなるのです。

風邪をすぐに治したいと思うのは、「会社に行かなくてはいけない」「休んではいられない」という理由からでしょう。しかし、風邪は身体が大きな病気を起こす前の注意信

号です。「少し疲れているね。ここでゆっくり休んだらどう?」と身体がアドバイスしてくれているのです。

そのアドバイスを無視して、薬を飲み続けていると、その薬の効き目があまりないような気がして、数を増やしたり、より強い薬に変えるはめになったりします。

また、病気は免疫機能を高めるために必要な身体の機能ということもあります。たとえば下痢は悪いものを排出させるための、身体の自然な働きです。それを下痢止めなどで止めてしまうと、身体の中に悪いものがそのまま残ってしまうことになります。

つまり、本来は風邪をひいたら、発熱させてゆっくり休んだほうがいいのです。

「でも、風邪くらいでは会社は休めない」と思いますか?　では、もっと大きな病気だったらどうでしょう?　当然休みますよね。

「風邪くらいでは会社は休めない」というのはあなたの思い込みかもしれません。もしかしたら、休んだら、思いがけず周囲の人がやさしく心配してくれたとか、仕事を周囲がフォローしてくれたという、うれしい発見があるかもしれません。

一度「風邪くらい」で会社を休み、そのために何がどう変わったのか、変わらなかったのかを実験してみるのも面白いかもしれませんよ。

うつが薬で治らないのはなぜか

現在、主なうつ病の薬（抗うつ剤）は脳内のセロトニンを増やすＳＳＲＩです。セロトニンは、別名「幸せホルモン」と呼ばれ、落ち着きや安心をもたらすほか、心を満たす効果があります。うつは脳内にセロトニンが減ることから起きるとされているので、それを増やすためにこの薬を処方するわけです。


しかし、この薬について興味深いことがわかりました。

コロンビア大学のティモシー・ウオルシュ教授が、ＳＳＲＩ発売直後の１９８０年にその効果を調べたところ、40％の人にしか、効果がありませんでした。

そして、新しいＳＳＲＩが発売された２０００年の研究でも、効果が認められたのは60％だけだったのです。

つまり、**薬で脳内にセロトニンを増やしても、効果のない人がいる**ということです。

セロトニンは自力で増やしてこそ効果がある

しかし、外部から物理的にセロトニンなどの成分を増やしても、効果がないケースがあるのはどういうことでしょうか。

私は、それは**心自体が「外部から増やしてもダメだよ」と拒絶しているから**ではないかと思います。**必要な成分は自らの力で分泌させてこそ、効果が出る**のではないでしょうか。

セロトニンは自分で分泌させることができます。

ですからたとえば会議など、緊張する場に出る前には自力で分泌させて、気持ちを落ち着かせてみましょう。

●セロトニンの自力分泌法

- **自分の身体の一部、たとえば腕や首などをゆっくりなでていく。**
- **深い呼吸を繰り返す。**

・自分の好きな人、そばにいると安心する人と話す。スマホなどで、声を聞くだけでもOK。
・犬や猫などを見たり、さわってかわいがる。スマホやPCの待ち受け画面をペットなど、見ているだけで思わずにっこりする存在の写真にするだけでもOK。

どれも簡単にできるうえに心が落ち着き、不安が少なくなる効果がありますので、ぜひ覚えておいてください。

プラシーボという「暗示」のすごい効果

プラシーボは、砂糖玉などを薬だと偽《いつわ》って飲ませる「偽薬《ぎやく》」のことです。語源は、ラテン語の「SHALLPLEASE（喜ばせる）」に由来すると言われ、患者を喜ばせることを目的とした薬理作用のない薬を指すようになりました。

薬の効果への疑問の一つが、このプラシーボです。

先に述べた1980年のSSRIの実験では、プラシーボでも20％の人に効果があり、

2000年の実験でもやはり40%の人に効果が見られたのです。

私自身、かつて薬の服用効果に「おや？」と疑問を抱いた経験があります。

先にも触れたように、私は不安から眠れず睡眠薬を常用していた時期がありました。

その薬は飲んでから効き目が出るまでに時間のかかるものでした。

しかし、薬を飲んでベッドに入るとすぐに眠っていたそうです。

ある朝、「おかしいわね」と妻が言いました。

「あなた、薬を飲んですぐに眠っているわよ。薬って効果が出るまでにはある程度の時間がかかるはずでしょ。なのに、すぐに眠れるのは薬の効果じゃないのでは？」

妻も医者ですから、薬に関しては知識があります。

「あなたはベッドに入るなりすぐにいびきをかいて寝てるわよ。薬がなくても眠れるんじゃない？」

その言葉を聞いて、その夜から早速薬の服用をやめたのは言うまでもありません。

しかしこれは、私がもっとも信頼していた妻の言葉だったからかもしれません。妻は医者として薬の怖さ、副作用の怖さをよく知っていて、私の薬への依存を断ち切りたかったのでしょう。そんな妻への信頼がプラシーボ効果となり、薬がなくても眠れると

「信じられた」とも言えるのです。

病気、特に「心の病」にはプラシーボ効果がとても大きな役割を果たします。プラシーボは、「暗示」です。実際に名医と言われる人が処方すると、あまり効果のない薬でも大きな効果が出ることが知られています。

ウイリアム・オスラーというカナダの医師がいました。彼は最初は牧師になろうとしたのですが、途中から自然科学に興味を持つようになり、医学を志しました。彼は医術に優れていただけではなく、医学倫理でも多くの著作を残しています。オスラーがどれだけ信頼されていたかというと、彼が病室に入ると、そこにいる患者が皆病気が治ったような気になり、元気になったと言われているほどです。また、彼の処方した薬はほかの医師の処方より効果があるとされ、事実、効果がありました。患者の医者への信頼が、どれだけ多くのプラス効果を与えたかがわかる話です。

信頼する人の言葉は、脳を変え、心を変え、身体を変えるのです。

２０１８年のノーベル生理学・医学賞の受賞で「オプジーボ」というガンへの免疫効果を高める薬が脚光を浴びました。注文も殺到しているそうですが、このように栄誉ある賞をとると、プラシーボでも抜群の効果が出るのではないでしょうか。

薬だけではなく、あらゆることにプラシーボ効果が見られることは、心理実験で証明されています。

心理学で「ハロー効果」というものがあります。「ハロー」は「Ｈａｌｏ（後光）」という意味で、「権威効果」とも言われます。

親が偉いとその子どもまで偉いと思われ、親の恩恵を受けられることを表した「親の七光り」という言葉がありますが、これも「ハロー効果」の一つです。

権威ある人や信頼する人が「これは効く」と言えば、実際に効果が出てくるのです。ものを売るために、俳優や著名人を起用するのは「テレビに出ている人＝すごい人、信用できる人」と一般に感じるためです。

「超敏感な人」は「権威ある人の言葉をそのまま受け取る傾向にある」のですから、これをよい方向に生かしてみましょう。

第4章 まとめ

- うつ病はガンにも匹敵する怖い病気だと理解し、不安や恐れを感じやすい人は、その対処法を身につける。
- 医者は表面的な症状を緩和する薬を処方することしかできない。
- 薬には副作用や、やめると出る離脱症状があることを理解し、自分で治すという心構えを持つ。
- 症状の奥には考え方やクセ、思い込みがある。それを治さないと一度よくなっても、また症状が出る可能性がある。
- 幸せホルモンと呼ばれるセロトニンを自分で分泌する方法を知り、落ち着かなくなったら常日頃から実行する。
- プラシーボ（偽薬）の効果を積極的に信じ、薬から距離を置くこと。

第5章

どんな悩みも たちまち解決! 「自己肯定感」の魔法

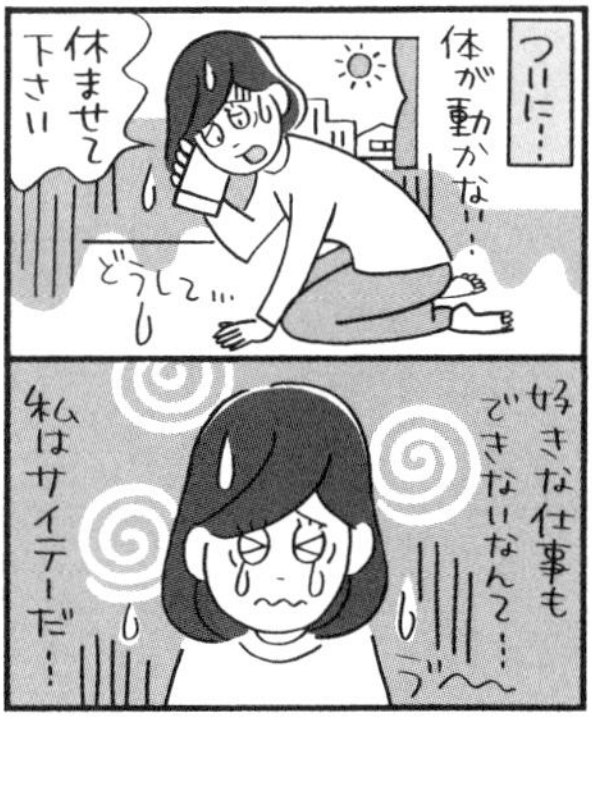
ついに…
体が動かない…
休ませて下さい
どうして…
好きな仕事もできないなんて…
私はサイテーだ!!

自信を持つのが難しいのはなぜ？

うつの症状に襲われもがき続けた結果、わかったことがあります。それは、**人が抱える悩みやトラブルの原因のほとんどは、人間関係**だということです。

ミスをして怒鳴られた。あの人は私よりできる。それに比べてなぜ自分はこんなにダメなんだ……。不安や恐怖、緊張感で悩む人のほとんどは、人間関係がきっかけとなっています。

心理学者のアドラーも「悩みの95％は人間関係である」と言っています。

人間関係で悩む人の原因の多くは、「自分に自信がない」ことです。なぜなら「自信がない」人は、人からの言葉を「非難」と受け止める傾向があるからです。

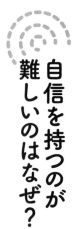

たとえば、「あなたはこんなことをするのね」と言われたとき。

言った人は、単に確認や雑談をしたという意識しかないのに、言われたほうは「どうしてこんなことをわざわざ言うんだろう」「暗に責めているんだろうか」「よくないんだろうか」と憶測したり悲観したりして勝手に善悪の判断をして、マイナスのぐるぐる思考にはまってしまいます。

　しかし、「自分に自信のある人」ならどうでしょうか。

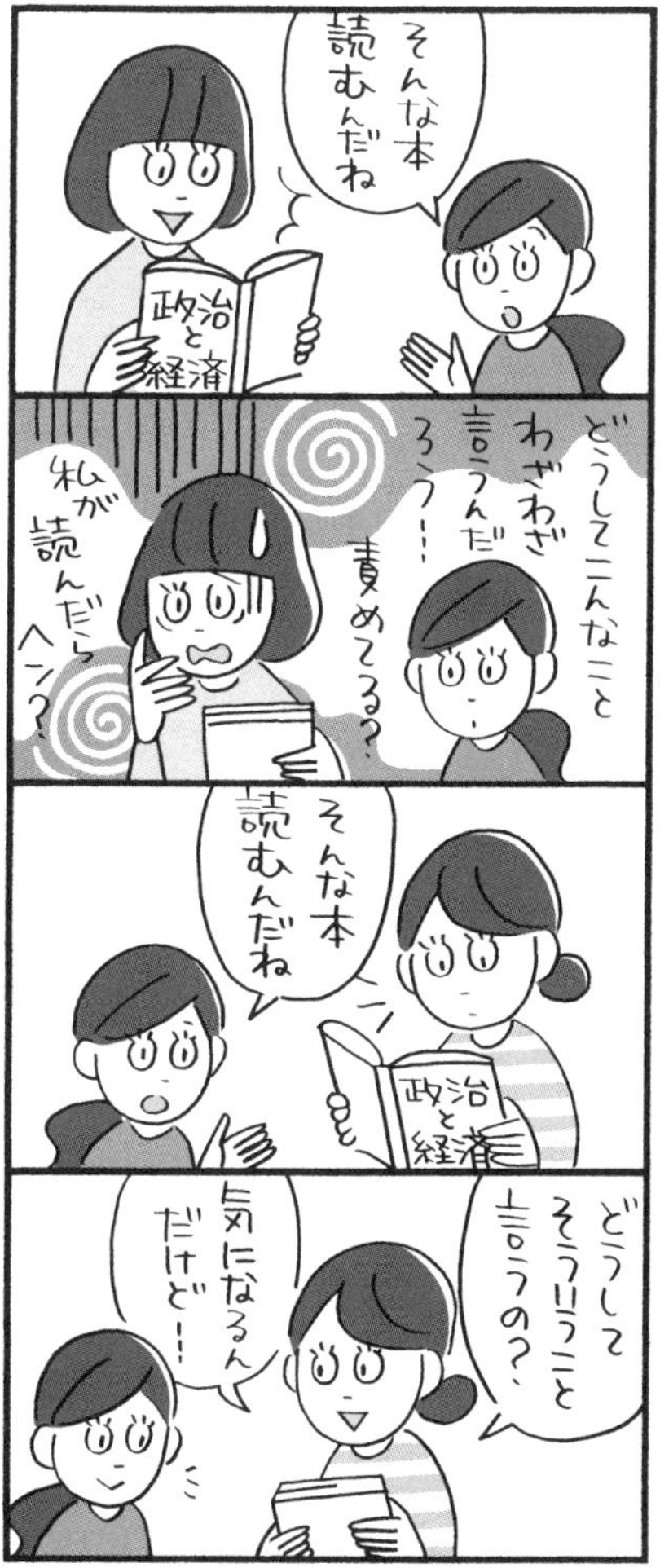
そんな本読むんだね
政治と経済
どうしてこんなことわざわざ言うんだろう…
責めてる？
私が読んだらヘン？
そんな本読むんだね
政治と経済
どうしてそういうこと言うの？
気になるんだけど！

相手の言葉をそのままに受け取り、疑問に思ったら、「どうしてそんなこと言うの？気になるんだけど」と単刀直入に尋ねることでしょう。

自信のある人は、たとえ相手に悪意じみた感情があったとしても、その感情に振り回されることはないでしょう。なぜなら、**相手が何を思っていても、それは自分には関係ないと考え、相手の感情に合わせる必要がない**からです。相手の感情に責任は持てないと、自他を切り離して考えることができるのです。

自己肯定感こそ苦しみからあなたを救ってくれる鍵

私は、人が「自信を持つ」ことや、「自己肯定感を持つ」ことがこんなにも難しいことだとは、自分が苦しむまでわかりませんでした。**この世で「自信を失う」ことほど恐ろしいことはない**と思い知ったのです。

「自己否定感」こそ、先に触れたポーが書いた「渦」ではないでしょうか。

人は幼い頃には「自己否定」などという言葉も知らないまま、自分の存在を丸ごと認め、信じます。いいえ、そうしたことを意識することなく人生に果敢に向かいます。

しかし、いつのまにか自分を人と比較し、完璧でなければダメだと思い込み、「こうしなければ、人生失敗する」などと思い込んだり、思い込まされるようになります。

この恐ろしさに気づいた人こそ、そこから抜け出ることができます。

私は自分が経験したからこそ、**うつをはじめ、「苦しい」「つらい」から抜け出すためにもっとも効果的なのは、「自己肯定感を高める」こと、つまり、自分に自信を持つこと**だという結論を得ました。

情報過多の現代では、知りたくないこともテレビやインターネットから入ってきます。

「あの人は大金を稼いだ」「有名になった」「こんなものが売れている、人気がある」「こうなるためにはこうしたほうがいい」「○○はダメだ」……。

そんな**情報の大海の中にいると、たった一度の比較で自分を見失うこともあります**。

現代の情報量は江戸時代の1万倍と言われています。しかし、脳の機能は人類が生まれた頃とそれほど変わらないのです。脳と心に変調をきたすのも無理はありません。

また、耳に入ってくる情報だけでなく、「強い人」「声の大きい人」の言葉を真に受けて、つい自分を卑下してしまうこともあります。

「こうしなければ、きれいになれない」「痩せている人は美しい」「大金を稼ぐ人こそ価値がある」「こんなこともできないヤツは、ここにいるべきではない」……。

このように喧伝《けんでん》することで「繊細な人」や「敏感な人」を思い通りに動かし、優越感に浸ったり現実的に得をする人がいるのです。

「自分が嫌い」は自分の心を傷つけるナイフ

「自己否定する」「自己肯定感がない」「人に振り回される」「人から支配される」――そんな人たちは、どこかで「自分を嫌っている」人たちかもしれません。

他人に面と向かって「あなたが嫌い」「あんまり好きじゃない」「あなたってダメね」「最低ね」などと言おうものなら、ケンカになったり、絶交状態になるでしょう。

実際に言わなくても心で思うだけでも、態度で思いが伝わり、相手はあなたを避けるようになるはずです。

現代の名経営者たちに大きな影響を与えた思想家の中村天風さんは、「人に好かれようと思ったら、まずその人を好きになってごらん」と言っています。これは逆に言えば、自分が嫌いな人や苦手な人に好かれることは、あまりないということです。

人に好かれようとばかり思うことは、また別の問題を生みますが、ここでは他人を嫌うと相手からも嫌われる、という事実に注目してください。

他人に「嫌い」と言うことは相手を「傷つける」、つまり相手の心にナイフを突きつけることです。

それと同じように、**「自分が嫌い」というのも、自分の心にナイフを刺すこと**なのです。心が血を流し、「自分は生きる価値がない」と感じたとしても無理はありません。

それなのに、なぜ自分にナイフを向ける人が多いのでしょうか。

日本人には謙遜という、わざと自分を低く評価し、控えめな態度をとることを良しとする文化があります。この考え方の延長には、「自分を好きだなんてよくないことだ」という感情があるのではないでしょうか。

「自惚れ」と「自己肯定感」は違いますし、「謙遜」と「自己卑下」は違います。

これをよく頭に入れて、健全な自己肯定感を育てていきましょう。

すべてを持っている人が自信があるとは限らない

私はアメリカから帰国してすぐに運よく新設大学の教授に迎えられました。理解ある伴侶を得て、子どもにも恵まれ、傍目には「とても恵まれた人」に見えていたようです。

しかし実際のところ私の心には、「友がみな我よりえらく見ゆる日よ」という石川啄木の歌のような気持ちが、ずっと続いていました。

それなのに、

「先生は、私をバカにしていますね」

「世の中に自分より偉い人はいないと思っているのですか」

などと責められたことがあります。

人は内面の自信のなさより、学歴や家族といったわかりやすいもので他人を見ているものなのです。

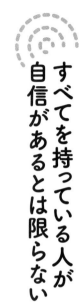

「自信がある＝自己肯定感がある」ではない

実は**「自信がある＝自己肯定感がある」ではありません。**

高学歴、美人、金持ち、有名人といった「欲しいものを手に入れた」ように見える人でも、自己肯定感がない人は大勢います。むしろ、ない人が大半を占めているかもしれません。

では、「自信」と「自己肯定感」の違いは何でしょうか。

「自信」には「○○だから自信がある」と、根拠をともないます。たとえば、

「絵がうまいから自信がある」
「いい学校を出ているから自信がある」
「美人だから自信がある」
「金持ちだから自信がある」
「一流の会社に勤めているから自信がある」
「夫（妻）が素晴らしいので自信がある」

こうした自信を**「条件つきの自信」**といいます。

彼らは一見「自己肯定感が高い」人のように思えますが、この**「自信の根拠」こそが「自己肯定感を損なう原因」**になっているのです。

もし、これらの「自信の根拠」を失ってしまったらどうなるでしょう。

美人だって年を取れば衰えます。お金は失うことがあります。金持ちの夫がリストラされることもあるかもしれません。地位や財産や伴侶を失うと同時に、自信も失ってしまうことになるのです。

最初は「なんとなくおもしろくない」から「憂うつ」になり、「自分はダメかも？」から「自分はダメだ」と考えるようになっていく。

現代のように社会の変化が激しくなってくると、こういった「条件つきの自信」だけでは自分を保っていけなくなります。

また、条件つきの自信を保てたとしても、自分にないものを持っている人に出会えば、崩れてしまいます。

たとえば、「いい学校を出ているから自信がある人」でも、容姿に自信がないとしたら、容姿が自分よりいい人の前では自信を持つことができません。

完璧な人間などいないのですが、こういった人は「完璧でなければ」という考えを持っている傾向があります。

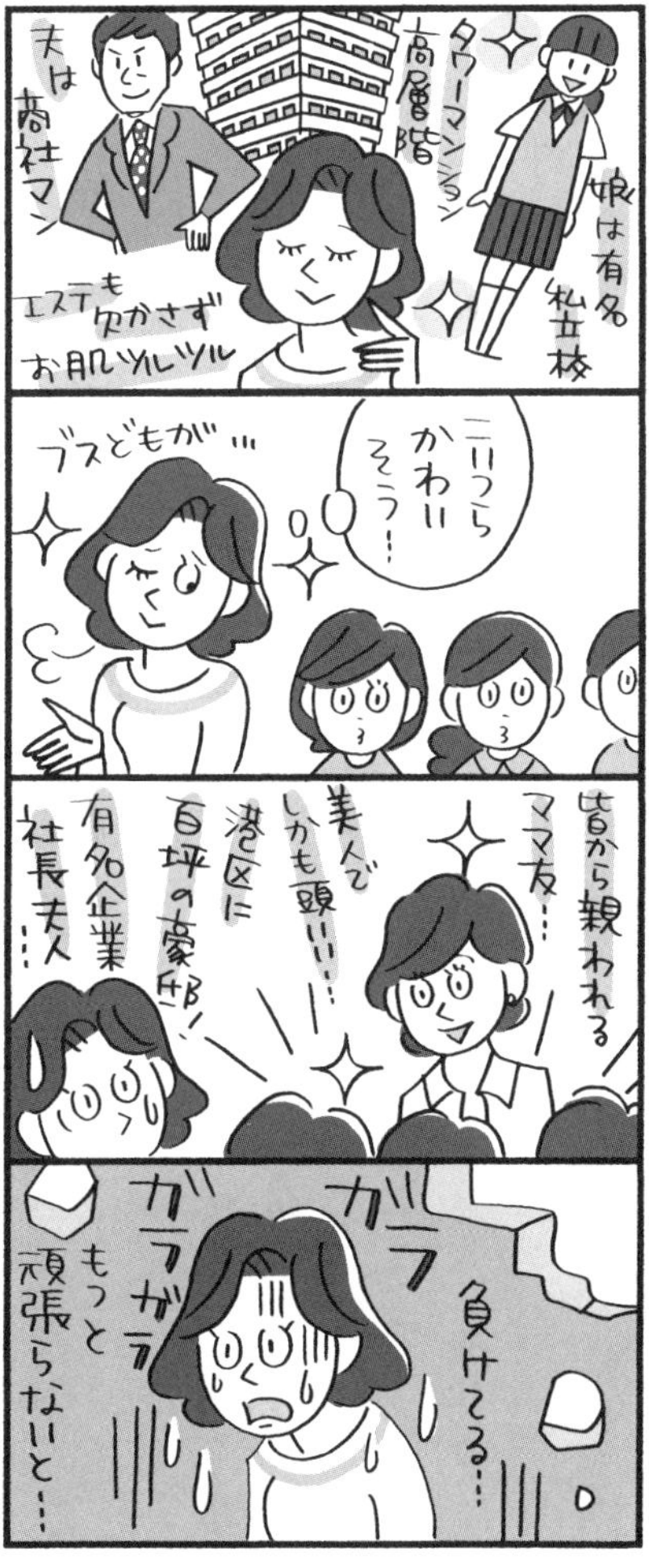
娘は有名私立校
タワーマンション高層階
夫は商社マン
エステも欠かさずお肌ツルツル
こいつらかわいそう…
ブスどもが…
皆から親われるママ友…
美人でしかも頭いい…
港区に百坪の豪邸！
有名企業社長夫人…
ガラ
ガラガラ
負けてる…
もっと頑張らないと…

「比較」は自己肯定感を損なう始まり

すべてを持っているように見える人が自己肯定感が高いとは限らないと述べましたが、彼らの自己肯定感が低くなりやすいもう一つの理由は、彼らが**「人と比較する傾向」が強い**からです。

社会的に優れた人は、これまでいくつもの競争に勝ち抜いてきた人たちです。競争とは「他人より優れること」です。そのため、彼らは常に「他人と比較する」というクセを身につけています。それが苦しみの原因になるのです。

1章でも触れたように、私自身、アメリカから帰ってきたときに、他大学の教授との比較に苦しんできました。そして、それがうつの始まりとなりました。

どんな世界でも「自分より優れた人」はいます。

どれだけお金を持っていても、どれだけ美しくても、どれだけ若くても、どれだけいい会社に勤めていても、どこまで行っても自分より優れた人はいるのです。

気づいてほしいのは、**「比較に終わりはない」**ということです。

比較して自分のほうが上位にいるとわかれば、優越感に浸れるかもしれません。しかし、その優越感はあなたより優れた人が現れれば、一瞬のうちに消えてしまいます。**他人の芝生は青いかもしれません。でも、そばに行けばゴミだらけかもしれない。**

あなたが羨んでいるあの人も、あなたが嫉妬に苦しんでいるあの人も、自分より優れた人を見つけ、苦しんでいるかもしれないのです。

自己肯定感を育てれば、比較をやめて自分を保てる

人と比較するのは人間の性《さが》。人は自分と人を比較し、違いを認識してこそ、自分の存在を確認するのもまた事実です。

では、どうすればいいのでしょうか。

比較することなく、自分と人の違いを意識して、それでも自分を保つことができる、とっておきの方法はあるのでしょうか。

それができる唯一の方法が**自己肯定感を育てること**です。積み木のようにすぐに崩れ

る自信とは別の材料でできているのが、自己肯定感です。

自己肯定感を持つのに、難しい条件や資格は不要です。完璧を目指す必要もありません。それどころか、**欠点こそがあなたをほかの人と分けてくれる持ち味**になります。

「無条件の自己肯定感」は、あなたが生きていること自体を尊び、寿《ことほ》ぐだけで得られます。

生まれたばかりの子どもは、そこに存在しているというだけで価値があります。それはあなたも同じなのです。

自己肯定感は、あなたの悩みを解決してくれるスーパーマンです。

「無条件の自己肯定感」というスーパーマンのいいところは、どんな人でも「私に任せて！」と、それこそ条件なしに手を差し伸べてくれるところです。

「無条件の自己肯定感」があれば、上司にミスを指摘されても、給料が減っても、リストラされてさえ、「自分がダメなせいではない」と冷静に判断し、その場に応じて臨機応変に対処していけるようになります。

自己肯定感を育てる7つのステップ

自己肯定感を育てる7つのステップがあります。1ステップずつ登っていきましょう。

ステップ① 自分にとって気持ちいいことをする

自分にとって気持ちのいいことと、他人にとっての気持ちいいことは違います。

料理をすることが楽しくてたまらない人もいれば面倒で仕方がない人もいるし、部屋の掃除が三度の飯より好きな人もいれば「掃除しなくても死なないでしょ」という人もいます。

好きなことも嫌いなことも人それぞれ。当然のことなのに、いざ仕事や人間関係のことになると、みんな同じ価値観でないとダメだと思ってしまうのはなぜでしょうか。

世間にあふれる「料理くらいできなくては」「片づけないビジネスマンはダメ」とい

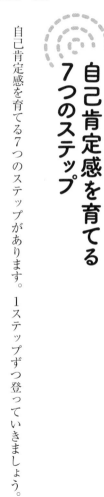

った決めつけの情報に、無意識に影響されていませんか。

いったん、その**「外部からの情報」をシャットアウトしてみましょう。**

そしてまず、自分が「好き」「気持ちいい」と感じることを見つけましょう。**「好きなこと＝自分」**だからです。

自分がほかの人とは違う、唯一無二の存在であると知るためにも、自分だけの「気持ちいい」、つまり「自分の感情」を知っておくことが大切なのです。

大げさなことでなく、小さなことでかまいません。たとえば、

・ゆっくりコーヒーを味わう
・犬や猫と遊ぶ
・お気に入りの音楽を聴く
・ゆっくりお風呂に入る
・爪の手入れをたっぷりする
・ぼんやりする
・ヨガをする

● 自己肯定感を育てる7つのステップ

STEP
⑦「マインドフルネス」を意識する

STEP
⑥ 欠点こそ大切な自分の持ち味だと認識する

STEP
⑤ ネガティブ感情は無理に否定しない

STEP
④ 眠る前にアファメーションを行う

STEP
③ 自分が持っているものに目を向ける

STEP
②「楽しい」「気持ちいい」に理由はないと知る

STEP
① 自分にとって気持ちいいことをする

・ランチは、他人に合わせるのではなく自分の好きな物を食べる
・好きなファッションをする
など。好きなお茶を飲みながら、こうした「気持ちいいリスト」をつくりましょう。

また、こうした「気持ちいい」ことは、特に落ち込むことがなかった日でも、習慣にするとよいでしょう。

「気持ちいい」ことなのだから習慣にするのはたやすいと思いがちですが、自己肯定感が育っていない人は、この「気持ちいい」ことに時間を使うのさえ、どこか後ろめたさを感じるものです。

しかし、**自分に手間をかけてこそ、自分を大切に思う気持ちは育っていく**のです。

サン＝テグジュペリの『星の王子さま』にこんな言葉があります。

「あなたがあなたのバラを大切に思うのは、そのバラのために手間ひまかけたからだよ」

時間をかけて手入れしたからこそ、そのバラは、唯一無二の、自分にとっての宝になるのです。

ステップ②「楽しい」「気持ちいい」に理由はないと知る

人は何かをするとき、いろいろ理由をつけます。

特に優秀な人は、幼い頃から何かをするとき、いろいろ「条件づけ」をされてきたので、理由がないと「これをやっていいのだろうか」と不安になります。

でも、子どもの頃を思い出してみてください。誰でも、興味のあることには熱中し、なぜ自分がそれをやるのかなどと考えもしなかったはずです。

それなのに、社会のいろんなルールに縛られているうちに、いつのまにか、自分が好きなことに対してすら、「これをやってどうなるんだろうか」「得はあるのか」「時間の無駄ではないだろうか」などと考えるようになってしまいます。

ステップ①で「気持ちいいことをする」と言いましたが、気持ちいいことをするとき、理由を考えますか？　考えませんよね。

もし理由を考えるようなら、それは自分の気持ちいいことではなく、「これは気持ちいいこと」だと思わされている可能性があります。

残念なことに、現代では「気持ちいいこと」や「楽しいこと」ですら、義務感やメディアの影響などからそう思わされていることがあるのです。

たとえば、激辛ブームや昆虫食。メディアでみんなが楽しそうに盛り上がっているのにつられて、自分も辛さ3倍や10倍のカレーを食べて「この刺激がいい！」となり、初めての昆虫食に喜々として挑戦していますが、もしそうしたメディアの影響がなければ、自ら好きこのんで手を出す人は少ないでしょう。


自分が心から気持ちいいと思えることや、好きなことをやるのに理由はいりません。「気持ちいい」ことをやっているとき、なぜそれをやるのか「理由」が頭に浮かんでくるようなら、それは自分が本当にやりたいものではないかもしれない、と考えてみてください。

あるいは、好きなことをやること自体に抵抗があるなら、これまでどれだけ自分を労わらずに放っておいたのだろうと考え、自分を取り戻すためにも少し丁寧に、自分の気持ちを確かめながらやってみてください。

ステップ③　自分が持っているものに目を向ける

「自分は守られている」と感じている人の5人に1人は成功しているという研究があります。

ここで大事なのは、「感じている」というところです。

あなたはこれまで多くの人に助けられ、守られてここまでやってきました。それなのにそう感じない人は、その多くの宝物に目を向けることができないでいます。

「コップの水理論」という考え方があります。

コップに半分入っている水を、「まだ半分もある」と思うか「半分しかない」と思うかで、その後の考え方や行動が変わってくるというものです。

プラス思考で「あと半分もある」と思えば、その半分をどう生かすかを考えます。しかし、マイナス思考で「半分しかない」と思ったならば、その半分がいつなくなるかという不安が心を占めるというわけです。

あなたにもこれまで培ってきたものが数多くあるのですから、プラス思考で「まだ半分もある」と考え、守ってくれた人、自分に手を差し伸べてくれた人を思い出しましょう。

「超敏感な人」だけではなく、人は往々にしてよい思い出より悪い思い出のほうが記憶に残りやすいというデータがあります。

これはつらい、悲しい、痛いといった感情が、強烈に脳に刻み込まれるからですが、大げさに言えば、人類のリスク管理機能と言えます。

母親に守られていたあいだの世界との一体感は、意識的な記憶には残りにくく、むしろ、母親と離れたという、つらく苦しい記憶のほうが強く残ります。しかし、あなたは生まれたときには大切に守られていたはずです。だから、今存在しているのです。

繊細なあなたは、物事をより深く感じ、痛さやつらさも人一倍感じてきたかもしれませんが、喜びや嬉しさなども人一倍強く感じたはずです。

人生を人一倍深く味わえるあなたの気質は、あなたに幸せをもたらしているのです。

繊細さ、直観力、ひらめき——うつやＨＳＰの人には、人より優れた部分が数多くあります。そこに目を向け、脳裏に焼きつけましょう。

ステップ④ 眠る前にアファメーションをする

「アファメーション」は、自分自身への肯定的な言葉を口にして自分を励ます、成功哲学などでよく使われる手法です。私は「暗示」と同じだと思っています。

眠る前やぼんやりしているときには、「こうしなければ」などといった顕在意識より、無意識の働きが活発になります。

そのせいで、思考が明晰《めいせき》なときには抵抗を覚える暗示もすんなり実行でき、また無意識にしみ込みやすくなります。

「私は自分が好きだ」

「私は可能性にあふれている」

「困ったことは起こらない」

「必ずうまくいく。できる」

「悪いことは続かない」

など、今の自分の状況に合ったこと、あるいは「こうなりたい」という願望を、「○

○○になる」という形で口に出してみましょう。口に出すことに抵抗があるなら、頭の中で唱えるだけでもかまいません。

自分の願いを映像でイメージすると、より効果があります。

ステップ①の「気持ちいいこと」をすぐにできないときには、頭の中でそれをイメージするだけでもかまいません。

イメージは、実際に動くのと同じくらい効果があると言われています。イメージするだけで、実際に行動しているのと同じ脳の部分が活発に活動するからです。

アスリートがイメージトレーニングをすることで大きな成果をあげることは、よく知られていますが、それと同じです。

自分への信頼を取り戻すことで、無意識に物事を前向きに捉えられるようになるのです。

ステップ⑤ ネガティブ感情は無理に否定しない

不安を感じやすかったり心配しがちな人は、リスク察知能力が高いだけではなく、ネガティブ感情の中に「自分にとって役に立つ特別なもの」を感じています。

たとえば、仕事でミスをしたとします。

このとき「このくらい気にすることないさ！」と考えるだけのプラス思考の人よりも、「このミスはどうして起きたのだろう」と真摯に受けとめ、対策を講じることで、次に起きるミスの確率は低くなります。

先の「コップの水理論」と一見矛盾するように思えますが、要は自分の内部にネガティブの矢印を向けず、リスクに向けて備えることで成功を勝ちとるのです。

また、**ネガティブな感情は、自分をより深く知るための手立てにもなります。**

たとえば「怒り」は、二次感情といって、自分の本当の気持ちを隠していることがあると言われます。

本当は悲しいのに、それを素直に出せないから怒る。本当は悔しいのに、それを言葉にできないもどかしさから怒る。言いたいことが言えないから我慢に我慢を重ねて、爆発してしまう――。

「妬み」や「嫉妬」も、「自分はあんな人になりたい」という願望の裏返しの感情です。妬みや嫉妬は、最も醜悪な感情と言われています。そんな感情を持った自分を許せず、認めることができないために、落ち込んだり、憂うつな感情に襲われたりするのです。

プライドの高い人や優秀な人ほど、嫉妬深く、妬みを抱きやすいというのは、彼らは「自分より劣っている」と感じる人に「羨ましい」「嫉妬している」と思うこと自体が想定外なので、そんなはずはないと自分の気持ちを抑え込んでしまうからです。

私自身、うつ状態のときには、人に対して強い羨望を抱いていました。それがまた私を苦しめました。

心のどこかに「今のままでは終わらない」という強い気持ちがあり、それが他人への妬みや嫉妬という感情になって現れたのかもしれません。

それは今も同じです。80歳を超えた今でも、社会と関わっていたい、今まで以上の仕事をしたいという「あがき」が私の原動力になっています。

妬みや嫉妬は、先に挙げた「比較」から起きるという面もあるとは思いますが、本当は自分の限界を乗り越えるための感情だと私は捉えています。

ネガティブな感情は、自分の隠れた気持ちや願望に気づかせてくれる「影」です。

影の向こうには、自分の強い願望や気持ちという強い光があります。影に気づいたら、その向こうにある光、つまり自分の本心や願望に目を向けてみましょう。

悲しみも憎しみも恨みも、怒りも、決して抑え込まないこと。

その裏に隠れている自分を見つけ、明るい場所に連れ出してあげてください。

そして「比較は何も生み出さない」と知り、「自分が本当に欲しいものは何だろう」と、自分の心に問いかけるきっかけにしてください。

ステップ⑥　欠点こそ大切な自分の持ち味だと認識する

同じ行いでも、それをどう受け取り表現するかによって、印象は変わってきます。それが人生を変えることさえあります。

先に、「欠点こそがあなたをほかの人と分けてくれる持ち味になる」と述べました。これは、**自分に対するネガティブワードを、ポジティブワードに転換する作業**でもあります。

幼い頃、親からネガティブワードを浴びせ続けられ、何事に対しても無気力になってしまった人もいます。それほど「言葉」というのは取り扱いに注意を要するものなのです。

人に対して「嫌い」と言ったらその人との関係は終わると書きましたが、人は平気で**自分**に対して「嫌い」と言います。それは長い間、自分の言動をネガティブワードで捉えてきたせいです。

たとえば「慎重さ」を「臆病」「勇気がない」と言うように。

その言葉に振り回されていませんか？　もしそうなら、これまでネガティブに捉えていた自分の性格を、ポジティブに捉え直していきましょう。

「臆病」→「慎重」「用心深い」「思慮深い」。

「泣き虫」↓「感情豊か」「思い切り泣くことができる素直な人」。

「内気」↓「内面性を重視する」「自分の感情を大切にする」。

「緊張症」↓「適度な緊張があるから良い結果が出せる」。

「細部にこだわる」↓「神は細部に宿る」「繊細さこそが大事を成し遂げる」。

「恥ずかしがり屋」↓「自己コントロールが強い」「相手をよく観察している」。

「大勢が苦手」↓「一人で行動できる」。


ある老師が「人は本来孤独なもの」、そして「本当の美しさというものは一人じゃないと見えてこないものである」と言っていました。

確かに人と同じであったら、本当の自分は見えてはきません。欠点こそ、あなたと人を分ける大切な持ち味なのです。

ステップ⑦　無条件の自信を持てる「マインドフルネス」を意識する

アップルの創業者スティーブ・ジョブズが瞑想によって自分の内側を探り、ひらめきを得ていたことはよく知られています。その伝統から、アップルでは今も、瞑想や「マインドフルネス」の時間を設けているそうです。

マインドフルネスとは、意識を「今、この瞬間」に向けるということです。心配事や悩み、欲しいものなどの雑念が浮かんでも、それを後追いせずにどんどんスルーしていきます。

マインドフルネスは、脳内の幸福ホルモン「セロトニン」を分泌して、心を整えたり、不安をなくして落ち着かせたりする効果があります。

しかし、簡単そうで難しいのがマインドフルネスです。

心に次々と考えが浮かんできて、かえって不安や恐れが強くなる人もいます。そして、何かをしているほうがマシだと思うこともあります。何かしていれば、とりあえず心配事を一時的に忘れることができるからです。

そういうときには**「呼吸」に意識を集中**してください。

ゆっくり吐いてから、吸う。これをくり返すのです。「吐いて、吸って」という呼吸を意識的に行うことで身体に新鮮な息の流れができ、それがより多くのセロトニンを分泌させていきます。

緊張や不安が強い「超敏感な人」は、特に呼吸を意識するといいでしょう。

難しい場合は、「何かやっているほうがマシ」の、その「何か」をできるだけゆっくりやってください。今やっていることをやり遂げることを目的にするのではなく、それをマインドフルネスや瞑想だと思ってやるのです。

仏教では家事を心を平静にするための修行と捉えていますが、掃除、洗濯など、あまり頭を使わずできることがいいでしょう。

セロトニンは運動機能に関与していると考えられており、呼吸や歩行、咀嚼《そしゃく》といったリズムのある運動を行うとより多くのセロトニンが分泌されるとされています。

また、座禅は、雑念を起こさせないためにお経を読みながら行うところもあります。心得があれば、お経を読みながらやるのもよいのではないでしょうか。

私は訓練によって座禅や瞑想ができるようになりましたが、それまではやるたびに苦しい思いをしていました。

最初は1分でもかまいません。無理をしないで、できるところから始めましょう。

人に振り回されないための7つのステップ

「超敏感な人」も「うつ」の人も、その悩みのほとんどは人間関係から始まっています。

人との間に適度な距離を置くのは、とても大切なこと。この項では、人に振り回されないための7つのステップについて、順に説明していきます。

ステップ① 人との境界線をつくる

いまだに学校や社会では「みんな仲良く」「友達は多いほうがいい」との考えがあります。日本人はもともと「和」を尊ぶ民族なので、遺伝子的に「自他の区別」がなかなかできないようです。

日本だけではなく、最近ではフェイスブックなどでの友達が多いほうが、自己認知されているという「錯覚」があるようです。

● 人に振り回されないための7つのステップ

STEP
⑦「自分軸」をつくる

STEP
⑥ 結果や相手へのコントロール感を手放す

STEP
⑤ 相手の感情を深追いしない

STEP
④「この人はエネルギー・バンパイアかも」と考えてみる

STEP
③ 否定的な感情は自分以外の人からの感情だと考える

STEP
② 人の言葉を、少し距離を置いて考える

STEP
① 人との境界線をつくる

ある人が言っていました。

「フェイスブックでは2000人近く知り合いがいたのに、いざとなったら助けてくれたのは1、2人だった」

知り合いがどんなに増えたところで、それが即、幸せに通じるものではありません。

特に「超敏感な人」は、ほかの人に影響されやすいので、自分の安全のために、人と距離を置くことを考えましょう。

仏教でも「結界をつくる」といって、相手と距離を置くことの大切さを説いています。

ですから、まずは自分と他者との間に「境界線」をつくってみましょう。

境界線のつくり方は、人それぞれです。

アーロン博士は「自分を守ってくれる境界を具体的にイメージし、その存在を感じることができるまで練習する」と言っています。

たとえば自然が好きな人なら、森や海、空に守られることをイメージする。

スポーツが好きな人なら、観客が入ってこられない特殊なフィールドで自由に振る舞う自分をイメージする。

映画や漫画が好き人なら、その中で使われているような、自分の好きなバリアを築きましょう。

ステップ②　人の言葉を、少し距離を置いて考える

たとえば仕事で失敗をして、「こんなミスをするなんて、どうかしているんじゃない」「こんな成績ではお荷物だ」などと言われたとします。

精いっぱいやっているのにこんな言葉を投げつけられたら、誰でも傷つくし、落ち込みます。

言っている人は、それをわかったうえで口にしているのでしょうか。

わかったうえであえて口にしているなら、それ自体が問題です。わからず言っているなら、その無神経さこそ問題です。

心ある人、優秀な人なら、その言葉で相手がどんな気持ちになるか想像がつくはずです。やる気を出させるためには、ただ責めるのではなく、的確な言葉でそれまでの頑張りは認めつつ、「ここはこうしたほうがよかった」などと具体的な指示を出したほうが

いいわけです。

つまり、**相手が「正しい」と思っていることが、「本当に正しい」とは限らないということです。**

ですから、落ち込みそうになったときは相手の言葉をそのまま受け取らず、「この人がこう考えているだけだ」と距離を置きましょう。

「この人」と主語を明確にすることで、「この言葉はこの人の考えであって、正しいとは限らない」「他の人がそう思うとは限らない」と自分に言い聞かせるのです。

「あなたって、空気の読めない人ね」と言われても、「この人はこう考えている。そしてこれが正しいとは限らない」。

「こんなことをするなんてけしからん」とテレビのワイドショーの司会者が言ったとしても、「ああ、この人はこう考えているんだな」。

そして「あなたは素晴らしい」という誉め言葉にも、「この人はこう思ってくれているんだな」。

賛成・反対、正しい・正しくないはとりあえず置いておいて、人の考えと距離を置く

習慣をつけましょう。

特に、威圧的な人や偉い（と思われている）人、恋人や家族といった大切な人の言葉は、たとえ正しくなくても無意識にそのまま入ってしまいやすく、振り回される可能性が高いので要注意です。

どんな人の言葉であっても、自分の中にそのまま取り込んでしまうと、それこそ自分と相手の境界があいまいになってしまいます。

「こんなタイプのファッションが好きだ」と恋人が言ったとしても、「この人はこう思っているんだな」と、一つの考えとして聞いておく。

そのあとで、**彼らが言った言葉は自分に合っているのか、取り入れたほうが自分のためになるのか考え、そうだと思ったら取り入れる**のです。

ステップ③　否定的な感情は自分以外の人からの感情だと考える

「こうしてはダメだ」という否定や「こうしなければ失敗する」といった思い込みは、かつて親や教師など周りの人の言葉や考えを、そのまま受け入れてしまったせいで生まれたものです。

もちろん、その考えがあったからこそ、あなたは頑張れましたし、いろんなことを成し遂げてきました。

しかし、社会に出てからは、**考えを変えたほうが楽になる場合があります。**

ミラーニューロンが発達している人は、相手の感情が伝わりやすいことは何度も述べました。

「苦しい」「イヤな感じがする」といったあなたを苦しめる感情が起きたら、「あっ、これは誰かほかの人の感情が伝わってきてるんだ」と思ってみてください。

目の前のあなたに暴言を吐く人が、さっき上司に叱られたから、その不愉快な気分があなたに移っていると考えるのです。

たとえばあなたの心の中に、いきなり「不安」が起きたとします。あなたは不安の原因を探して、より大きな不安を抱えることになってしまいます。

そんなときに、「この不安は、誰かの不安が移ってしまったのだな」と考えるのです。

そばを通る人でも、電車の前に座っている人でもかまいません。とにかく誰でもいいからほかの人のものだと考えることで、不安を手放しましょう。

誰の不安であろうが、自分のものではないのは間違いないからです。

楽になることに罪悪感を感じる人も少なからずいますが、この罪悪感を感じることこそが苦しさを生む原因なのだから、それは捨てていいのです。

苦しいと感じるなら、その考えが間違っているのです。迷わず、楽な考えにチェンジしましょう。

ステップ④「この人はエネルギー・バンパイアかも」と考えてみる

目の前に自分の苦手なタイプの人がいる場合、不安や心配、恐怖まで感じることがあります。そんな相手は3章で述べた「エネルギー・バンパイア」の可能性があります。

注意したいのは、エネルギー・バンパイアは、見るからに、「らしい」人とは限りません。

一見優しく穏やかな人だけど、笑顔で何かを押しつけようとしてくる人や、おせっかい、世話好きという名のもとに、人をコントロールしてくる人もいます。

そのときは、いい感じの頼りがいがある味方だと思ったけれど、実は面倒な仕事を押しつけられていただけだった、あの人はエネルギー・バンパイアだったと、少し時間が経ってからわかることもあります。

また、誰かにとってはとても親切な「天使」であっても、ほかの人にとっては何かを強要する「バンパイア」という場合もあります。そういう人について、「あの人、少し変よね」と誰かに相談しても、「そんなことないわよ。すごく親切じゃない」などと同意されないことはよくあります。

そんなときには、敏感な自分を信じましょう。自分の感覚を信じましょう。その相手といるとつらいのは事実なのですから。

くれぐれも見かけや穏やかな声のトーン、親切そうな言動に惑わされないように。

ステップ⑤ 相手の感情を深追いしない

人に振り回されやすい人は、つい相手の気持ちになってしまう、思いやりのある人でもあります。

でも、その**「相手の気持ちになってしまう」ことが、また振り回される原因**なのです。

たとえばあなたが相手に嫌味を言われて「そんなこと言わないでください」と返したとします。ところが、自分の言葉が相手をイヤな気持ちにさせてしまったのではないかと、最初にイヤな気分にさせられたことを忘れて、つい相手の気持ちを慮ってしまうようなことはありませんか。

また、持ち合わせがなかった友人にお金を貸したとします。ところがいくら催促しても返してくれなかったらどうしますか？

金銭の催促にはパワーが必要です。だんだん催促する自分がイヤになってきます。

少額であればあるほど余計にイヤになり、だんだん「相手はいつか返すつもりなのに、しつこく催促する自分が悪いのだろうか」などと思えてきてしまう。

でも、借りたお金を返すのは当たり前のこと。貸した側が罪悪感を持つほうがおかしいのです。

こういうときは相手の感情に深入りせず、ひたすら「いつ返してくれるの？」と事務的に促す。

「これ以上延期されるのはイヤだから、少額訴訟してもいい？」と、とにかく事務的に何度も促す。

相手がようやく返してくれたときも、「私、しつこかったかしら?」「あの人、イヤな感じがしたかしら」などと相手の感情に深入りしないことです。

どんな考えも、賛成してくれる人と反対する人がいる。

反対する人には反対の理由がありますが、その行為があなたにとって大事だと思えば、ほかの人の考えは関係ないのです。

ほかの人がどう考えようと、人の考え、感情に責任は持てないと切り離しましょう。

ステップ⑥ 結果や相手へのコントロール感を手放す

たとえば就職試験など、どんなに頑張っても結果が出ないことがあります。

それは自分の力が足りないせいだけではありません。タイミングや相手の都合などいろいろな原因があります。しかし、そう頭ではわかっていても、自分の努力が報われないとき、人は気落ちするものです。

そんなときは「がっかりするのは当然」「悲しいのは当然」とひとしきり感情を吐き出してから、その結果を受け入れましょう。

また、恋愛においては、努力や頑張りで相手を振り向かせることは不可能です。

アラジンの魔法のランプの話をご存じでしょうか。

アラジンは、どんな願いも叶えることができるランプを手に入れますが、そこから現れた魔人は、唯一できないことがあると言います。

それは「人の心を思うがままに操ること」。

魔人でもできないことを、人間がしようとしてもできないのは当然です。

けれど、多くの人は、自分の子どもや愛する人を思い通りにしようとします。

本来は、愛する人にこそ、彼らの思う通りに生きて幸せになってもらいたいものでしょう。

どんなにあなたが好きになっても、どんなにあなたが相手をコントロールしようとしても、相手はあなたの思い通りにはなりません。

そんなときにできることは、あなた自身が自己肯定感を育て、相手の言動に振り回されず、グレーの部分を楽しむことです。

「この人は私を自分の思い通りにしようとはしないんだな」とわかれば、相手はあなたと一緒にいることが心地よくなり、その時間を楽しむようになるでしょう。その時間があなたへの感情を好意に変えていくかもしれません。

結果や相手へのコントロールを手放す。**つまり過剰な期待を手放すことで、相手とあなた自身を自由へ導く**のです。

ステップ⑦　「自分軸」をつくる

自尊感情のステップを上がるにつれ、「人に振り回されない」ようになっていきます。「人に振り回されない」ためのステップを上がるにつれて、自己肯定感は育っていきます。

「自己肯定感を育てる7つのステップ」は自分の内部を育てるメソッドであり、「人に振り回されない」ための7つのステップ」は、あえて他人をブロックすることで、自分を守るためのメソッドです。

一人でいるときには自己肯定感を育て、人といるときには、人に振り回されないようにしてください。

この2つが一緒になると**「自分軸」**という核ができます。

自分軸ができると、気の進まない誘いやミス、叱責にも冷静に向かい合うことができます。人がどう思っても、まずは自分の気持ち、感情が大事だと思えるからです。

最初からしっかりした自分軸をつくろうとすると、力《りき》みすぎて、相手への対応もキツくなってしまうかもしれません。

気の進まない誘いには「大勢は苦手だから」「ごめん、今回は大切な用事があるから」とやんわり、でも毅然と断ります。

ミスや叱責にも、まずは「ごめんなさい」と素直に謝ることから始めましょう。

いつも大勢で行くランチを断ったら、仲間外れにされるかもと心配していた人が、「ごめん、今日はパス」と軽い気持ちで言い、自分の好きなランチを食べているうちに、午後の仕事が順調にいくようになったという例もあります。

とりあえず、小さなことから始めてみる。そして自分の気持ちが変わって、それが違うなと感じたら、その気持ちに素直に従い、修正すればいいのです。

こうして何カ月か経ったとき、あなたは自分の変化に気づくはずです。

第5章　まとめ

- 悩みのほとんどは人間関係。それを解決する万能の鍵が「自己肯定感」。
- 自己肯定感が育てば、人の言葉に傷つかず、振り回されなくなる。
- 「自信がある＝自己肯定感がある」ではない。
- 健全な「自分が好き」という感情を育てるには些細なことから始める。
- 「人との比較」ではなく「人との違い」を楽しむ。
- 内側からの「自己肯定感を育てる7つのステップ」と、外側からの「人から振り回されないための7つのステップ」で、確固たる自分軸ができる。

第6章

今感じている弱さ、つらさはあなたを救う才能だった！

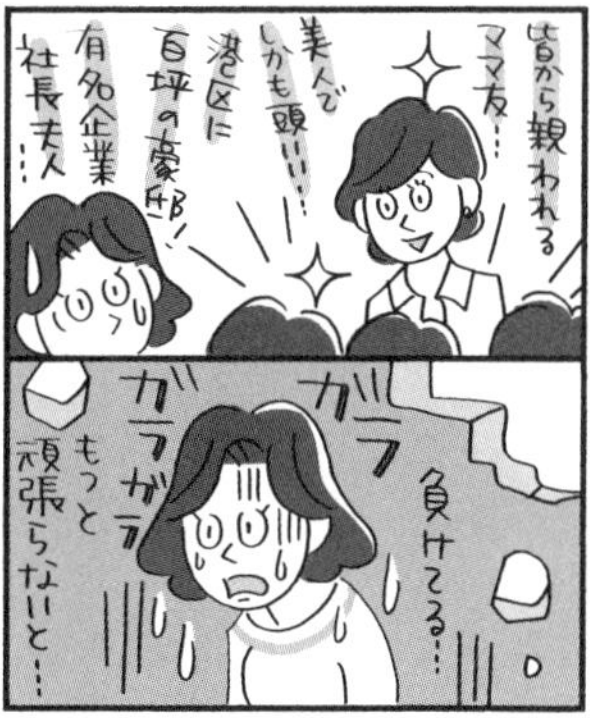
皆から親われるママ友…
美人でしかも頭いい…
港区に百坪の豪邸！
有名企業社長夫人…
ガラガラガラ
負けてる…
もっと頑張らないと…

症状は、ある日突然消える

病気があなたを作家にした

「あなたの病気は才能のある人がなる病気です。治らないほうがいいです」

芥川賞作家の宮本輝さんは、あまりの苦しさに精神科を訪れたとき、医者にこう言われたそうです。医者はそのあと、こう続けました。

「(病気が治ると) 小説を書けなくなります。病気があなたを作家にしたんですよ」

「この言葉が僕を救ってくれた」と宮本さんは語ります。


宮本さんは25歳のとき、突然地面に引きずりこまれるような感覚に襲われたそうです。心臓はどきどき、手には汗びっしょり、まさに「死の恐怖」に包まれたのです。

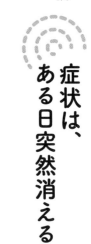

それからは通勤途中や、得意先へ行く電車の中でも発作が起き、ついには電車やバスに乗れなくなってしまいました。

当時、宮本さんは新聞社系列の広告会社に勤めていましたが、どんなに苦労してつくった商品も次の日にはあとかたもなく消える、そんな仕事に嫌気がさしていたそうです。何か後世に残る仕事がしたいと心が叫んでいたのでしょう。その「心の叫び」が病気になって現れたのです。

病院に行っても、自分の気持ちを言葉にできず、医者からは「気の問題」と言われ、一人で電車に乗れなくては会社勤めもできないと、ついには6年間勤めた広告会社を辞めてしまいました。

退路を断った宮本さんは作家となりました。その後、太宰治賞、芥川賞を受賞し、順風満帆に見えましたが、実は病気との闘いだったそうです。

白いもの（原稿用紙）がダメ、尖ったもの（ペンや鉛筆）がダメ、そのため書斎に入れなくなったこともあったそうです。

そんなときに、医者から言われたのが、冒頭の「病気があなたを作家にした」という言葉です。

宮本さんが病気を克服したのは55歳のとき。実に30年もの間、病と闘ってきたのです。

自分に合うと感じることを、一つでもいいからとにかく続ける

宮本さんの病気が治ったきっかけは、母親の死だったといいます。

宮本さんの母親は彼が中学生の頃に自殺未遂を図りました。そのことで、母に捨てられた、許せないという気持ちが不安となって残り、不安神経症を起こしたのでしょう。

その母親が亡くなり、母を許した途端、病気は治ったそうです。

「苦しさ」は不思議なことに、突然消えることがあるのです。

私自身、覚えがあります。

あるとき、身体にまとわりついていた硬い膜がバリバリとはがれるように、あるいは石膏で固めていた重く苦しい防壁が崩れていくように、心も身体も楽になったのです。

私の苦しさが突然消えたのは、ある年のクリスマスに書店で一冊の本を見つけたとき

でした。

家族でデパートに行ったのですが、同じ大学出身の知人とその家族に遭遇。こんなに幸せそうな家族もいるんだと羨ましさで呆然と眺めていたことを思い出します。

そのデパート内の書店で、「成功法則」や「積極思想」を謳う本をたまたま開いたのです。

「成功法則」は自己啓発書の一種ですが、それまでの私はそういった類の本は手に取ったことはありませんでした。うさん臭いものが多く、またそういう本を購入する人は、人生を軽く考え、手軽に成功を手に入れようとしているのではないかという偏見があったからです。そういった類の本をどこかでバカにしていたように思います。

ですから、手に取ったものの、すぐに戻すつもりだったのですが、次のような主旨の文章が目に飛び込んできました。

「私自身、このような類の書物を信じたことはなかった。ところが自分には二人の姉がいて、長女は堅実で真面目で心配性、次女のほうは気ままで将来のことなど心配しないタイプだった。長女のほうはガンになって亡くなってしまったが、すべてに楽観的だった次女は結婚し、子どももでき、今も幸せに暮らしている。これは、彼女の何事も前向きに捉える姿勢、考え方、感じ方が彼女の人生を導き、彼女に幸せをもたらしたのではないか」

この考え方は、それまでの私の知っていた人生の考え方とは正反対の考え方でした。よいことをすれば、よいことが起き、悪いことをすると悪いことが起きる。個人の考え方など幸不幸に関係はない。

——これが、それまで禅で習った世の中の基本法則だったのです。

直観が働いた私は、その本を手にレジに向かっていました。

そして、家に帰るまでには、自分にとって新しい考えが、自分を変えてくれると確信するようになっていたのです。

ベッドに入る前、「今までの考えでは破滅が待っているだけだ」「ではどうしたらいいのだろう」と考えていると、天啓のようにひらめいた言葉がありました。

「困ったことは起こらない」

「すべてはよくなる」

こんな言葉でした。

それまでの私は、顔を洗っているとき、道を歩いているとき、誰かと話しているとき、「自分はダメだ」「将来は暗い」と悪魔のささやきのように脳内に響いてくることがありました。

そんなとき、私は呪文のように「困ったことは起こらない。すべてはよくなる」と唱え続けたのです。

それから4日ほど経った頃でしょうか、目が覚めると、いつもより朝日が明るいと感じました。少し身体を起こすと、いつも自分を覆っていた膜が、音を立ててバリバリとはがれていきました。音とともに、頭の中がすっきりとすがすがしくなっていくのがわかります。

「あっ、うつが治るな」

そう思ったのを鮮明に覚えています。

本を手に取ってから1週間と経っていないのに、短時間でこうなった理由はよくわかりません。

けれど無意識のうちに、自己肯定感を育てていたのかもしれません。

その効果が、ある一つをきっかけとして、爆発するように出てきたのでしょう。

一つ言えることは、**自分に合うと感じることを続けるのが大事**だということです。

すると、ある日、まさに堰《せき》を切ったように、うつはどこかに流れ去っていきます。

これまでに説明したどんなことでもかまいません。

うつが必ず消えることを信じて、とにかく自分が気持ちいいと感じることを続けましょう。

偉大な人物の多くはうつにかかっている

古今東西、何かを成し遂げた人はHSP、あるいはうつにかかった人が多いという不思議な事実があります。

たとえば、世界的ベストセラー『ハリー・ポッター』シリーズの著者、J・K・ローリング。彼女は執筆中に母親を亡くし、その直後にうつになったと、あるテレビ番組のインタビューで話していました。

「25～28歳の間は真っ暗でした。感情がなくなるのです。寂しい、悲しいといった感情ではありません。感情がないのです。寂しさは悪いことではありません。でも私の中にあるはずの感情の器は空っぽなのです。だから、よくなるという希望も持てませんでした」

そんな彼女も、素晴らしい作品を書き上げています。前出の宮本さん同様、うつ症状こそが、作品に奥行きを与えたと言えるでしょう。

それはシリーズ3巻めの『ハリー・ポッターとアズカバンの囚人』に表現されています。

喜びや楽しい思い出をすべて吸い取り、相手を絶望に追いやる怪物が登場しますが、彼女はこれを「吸魂鬼」と名づけています。感情を奪われたハリーに対する先生たちのアドバイスはうつ病療法とも言えます。

彼女自身が経験したつらさは、物語に生命を吹き込み、ファンタジーに切実な現実味を加えたのです。

うつは好きなことを続けることで改善できる

うつと診断された人は、ほかにも大勢います。歌手のビヨンセさんもそうですし、長嶋茂雄さんの長男の一茂さんもそうです。

一茂さんは30歳のとき、パニック障害を経験しています。

車に乗り込んで、エンジンをかけようとした瞬間呼吸が苦しくなったそうですが、その前にも周囲の建物が揺れ始めたりといった前兆があったようです。

偉大な父親を持ち、同じ野球界に進んだものの、二軍落ち。常に父親と比較される苦しさに、「現場に行くのが怖くなり、このまま死んでしまいたい」と思ったといいます。

ついには、父と同じ道をたどることをやめ、引退。

「引退後は以前から憧れていた極真空手に夢中になった。楽しいことに夢中になる――それがパニック障害克服の鍵の一つだと気づくのはかなり後のことだった」

こう、彼は著書『乗るのが怖い――私のパニック障害克服法』（幻冬舎新書）につづっています。

先の章でも言及しましたが、**自分の好きなこと、心から楽しめることをやるのは、とても大切なこと**なのです。

好きなことをやっていると、脳内に幸せホルモンのセロトニンが分泌されます。セロトニンは薬で外部から増やすより、自ら分泌させるほうが何倍もの効力があるのです。

繊細だからこそ成功できる

アーロン博士はＨＳＰだと思われる人物について、ロバート・ケネディ、カール・ユング、フランツ・カフカなどを挙げています。

私は作家の村上春樹さんもＨＳＰではないかと思います。

村上さんは自分が人づきあいが苦手なことを意識し、一人でできる仕事は何だろうと、社会との接点を探しました。

まずは、好きなジャズを流すジャズバーを出し、店がある程度軌道に乗ったところで、「そうだ、小説を書こう」と天啓に打たれて、作品を書き始めていきました。

そして、書くことを「自分に合っている」と感じた村上さんは、小説だけでは行き詰まりもあると、翻訳の仕事も始めたのです。


村上さんが感じたような天啓やひらめきは、ＨＳＰの人によく起こる現象です。繊細な感性が、次に起きることをキャッチするのです。

世間と自分のずれを感じながらも、自分の得意なこと、苦手なことをうまく腑分《ふわ》けして、得意な方向に進んでいった村上さんは、ＨＳＰの生き方のいい手本となるのではないでしょうか。


ＨＳＰは、自分の繊細さや「世間に違和感を感じる」などといった特徴をしっかり踏

まえ、それを生かす方向に持っていけば、その人特有の世界観をつくり出すことができるのです。

どんな分野であれ、繊細さや人の弱さがわからない人は、成功はできません。たとえ表面的には成功しているように見えても、その内側には常に疑心暗鬼といった感情があるのではないでしょうか。他人への疑心、そして自分への疑心です。

私自身、決して大きな成功を手にしたとは言えませんが、80代になってもこうして本を書くことで、少しでも誰かの役に立っているという気持ちを持つことができています。それもＨＳＰやうつの苦しさを、身をもって経験しているためです。

ここではわかりやすい例として有名な人を挙げましたが、彼らはたまたま有名になっただけで、本人は有名になろうとして無理をしたわけではありません。

自分の好きなことに取り組むことで、結果的に世間に認められてはいますが、あくまで結果であって、それを目的として無理をしたわけではないのです。

ＨＳＰだけでなく、どんな人も成功を目的として生きると、本来の自分の持ち味を殺し、ひずみが生じてしまいます。

むしろ世間から隠れることで、精神の安定を保てるのです。

世間から騒がれると精神の安定が保てないと、ノーベル賞に匹敵する文学賞の候補を辞退した村上さんを見れば、それはよくわかります。

自分の周りに優れた人が多いのは恵まれている

人の苦しみを生む原因の中でも、「比較」は大きな要素を占めています。

比較については5章でも述べましたが、ここでは角度を変えて検討してみましょう。

先ほど、長島一茂さんは常に父親と比較され、つらい思いを経験してきたと書きましたが、彼だって幼い頃には、立派な父親を持ったことをむしろ誇らしく感じていたのではないでしょうか。

自分の父親は、友達の父親と比べると立派でも金持ちでもない、だから自分も……と比較する子どももいれば、自分の子はあの人の子と比べると……と悩む親もいます。

しかし、**「比べる」ということはまた、近くに「比べるに足る」人物がいるということです。**

頑張って頑張って有名校に入ったものの、周りはすごい人ばかり。すると、自分はこんな中でやっていけないと落ち込む人は多いものです。でも、**周りに優れた人が多いということは、自分もその優れた人たちの仲間**なわけです。

「類は友を呼ぶ」という言葉があるように、あなたもその「類に呼ばれた一人」なのです。

優れた人が周りに大勢いるのは、恵まれたことではないでしょうか。

成功した経営者は、「自分よりできる人を周りに置き、彼らに仕事をさせる」といいます。

「あいつ、すごいなあ」と少し距離を置いて相手を観察してみると、「それに比べて自分は……」と思う以上に、見習うべきことがあるはずです。

とても敵《かな》わないと思う人の近くにいる自分を、誇ることもできるはずです。

どうしたら優秀な人を自分の糧《かて》にできるのか。それを考えてみるのも面白いのではないでしょうか。

あなた自身、優秀な人たちの中にいるのですから、必ずできるはずです。

あなたの才能を開花させるためのヒント

① 繊細な人たちは、ナンバーツーの立場で

あえて人前に出ないことで自分の職務を全うする人たちがいます。いわゆる相談役の立場にいる人たちです。

現代社会では、どちらかというと攻撃的、積極的な人たちのほうが脚光が浴びることが多いのですが、この人たちは一人で何かを成し遂げているのではなく、彼らを援助している人たちによって生かされています。

たとえば、脚光を浴びる俳優は、脚本家、照明や大道具、小道具といった裏方の仕事を担う人たちによって支えられています。また、アメリカ大統領の演説は民衆の心を打

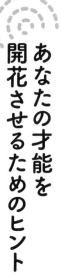

ちますが、その裏には原稿を書いているライターが存在します。

裏方である存在に光が当たる最近の傾向を励みとして喜ぶ人もいますが、中には「自分には刺激の少ない生活が一番」と、あえて脚光を浴びることを拒む人もいます。

「隠れて生きよ」とは古代ギリシアの哲学者エピクロスの言葉ですが、まさに繊細な人、敏感な人へのアドバイスともいえます。

この箴言《しんげん》を私は、「社会とは少し距離を置いて生きる」と解釈しています。**会社や人の要望をそのまま受けとって苦しむより、自分なりに距離を置くことで自分らしく生きよ**、ということです。

現代は、有名になることに価値を置く傾向にありますが、それがすべてではありません。

これからの社会はむしろ、ナンバーツー、つまり裏方とされている職業を望む人が増えていくのではないでしょうか。

なぜなら出世や金銭、知名度を得ることだけを目標に自らの人生を生きることに、虚しさを覚える人が増えているからです。ましてそのために身体や心をも蝕《むしば》むなんておかしい――そう気づき始めている人は決して少なくありません。

うつにかかる人は、本来タフでエネルギーにあふれている人が多いと前述しましたが、うつになったら一度、これまでの生き方を見直してみましょう。

②「まねる」ことで「学ぶ」

ミラーニューロンが発達している「超敏感な人」は、人まねが上手です。

赤ん坊は生まれたとき、身近にいる親などのやることをまねることで、自らの能力を育てていきます。そこに自分独自の持ち味を加味していって、「この世でたった一人のかけがえのない自分」になっていくのです。

どんな才能を開花させるにも、まねは重要な要素です。

物まねタレントなる職業もあるほど、誰かに似ているというだけで人を笑わせ喜んでもらうことができる時代です。物まねはそれだけで特殊な能力なのです。

まねが得意だと、もちろん役者を目指すことも可能です。

また、役者は、自分の中にある怒りや悲しみといった感情を、拡大して表現する仕事です。内部の苦しみや悲しみを無視できない人は、それを意識的に表面に出すことで救われる部分もあるようです。

役者にとって最も大切な要素は、自分の感情のコントロールです。役者を目指して自分の感情をコントロールするようトライしているうちに、普段の感情もコントロールができるようになった人を、私は知っています。

感情をコントロールする能力は、役者を目指さない人にとっても、非常に役立つノウハウです。

自分がこうなりたいと思う人を、ゲーム感覚でまねてみましょう。

最初は自意識が邪魔をして、抵抗があるかもしれません。

そんなときは一度、鏡の前で実行して「何をしているんだ」と自分を笑ってみましょう。

笑うことで自意識の壁が崩れ、ワクワクする気持ちが湧いてくるでしょう。

一度壁を崩してしまえば、あとはワクワクにしたがって、まねをしてみるだけです。

実際にこれをやってみて、「下手すぎて笑ってしまった」と打ち明けてくれた人もいました。この人は自分の下手さを笑っているうちに、下手というのは笑えるのだと気づき、ほかのミスや失敗も笑い飛ばせるようになったと言います。

この人は、ほかの人がミスすると、「あ、私と同じだ」とどこかホッとするとも打ち明けてくれました。

彼のようにほかの人の失敗を見ることでホッとする人は多いのです。

あなた自身、そんな一人ではありませんか。お笑い芸人が人気を博すのは、彼らは自分の失敗を堂々と人に見せるからだということを思い出してください。

また、日本人の4割の人は、自分をシャイだと感じているそうです。

恥ずかしくて演じることなどできないというシャイな人は、振りつけをまねるだけでも、人を喜ばすことはできます。喜びを感じれば、自分がシャイであることさえいつしか忘れてしまうものです。

自分のミラーニューロンを厭《いと》うのではなく生かす。そんな視点を持って自分を客観的に見るのも面白いのではないでしょうか。

③「自分の好きなこと」と社会の接点を探す

「好きなことを仕事にしよう」は、仕事探しのアドバイスとしてよく耳にするフレーズです。

確かに自分の好きなことを仕事にしてお金が稼げるなら、そんな理想的なことはありません。

ノーベル文学賞を受賞したボブ・ディランも、「一日中好きなことができれば、その人は成功者だ」と言っています。

しかしどんなに好きなことをしても、それで生活できないのであれば、現実離れした独りよがりで終わってしまいます。

好きなことをしてお金を稼ぐためには、まず「自分の好きなこと」と「社会との接点」を探すことから始めましょう。

好きだからこそ、それが社会になかなか受け入れられないときには余計につらい思いをするでしょうが、実現できれば、こんな幸せはありません。

実現のためには綿密に作戦を練ることも必要になってきます。そのための具体的なヒントを挙げてみます。

・迷ったときには、ワクワクするほうを選ぶ。

間違っても、「こっちのほうが社会的な地位が高いから」「金銭的に得だから」「親や他人がいいと言うから」といった外部の価値に判断基準を置かないこと。

ビジネスでは、「レッド・オーシャン」という多くの人が参入したがる分野と、「ブルー・オーシャン」というまだあまり人が狙っていない分野があります。

「超敏感な人」は、競争の激しいレッド・オーシャンより、競合相手の少ないブルー・オーシャンの分野を選び、マイペースでことを進めるほうがうまくいくケースが多いでしょう。

とりあえずお金を稼ぐために仕事をしながら、空いた時間で自分の好きなことをして経験を積んでいった例としては、アインシュタインや、公務員として働きながら小説を書いたカフカなどがいます。

・どんな仕事でも繊細さは必要だと知る。

営業職で成功するのは、強気で饒舌《じょうぜつ》で人見知りしないといった繊細さとはほど遠い人のように思われがちですが、こうした職種でさえ、「違いがわかる人」は重宝され、結果を出すことができます。

どんな職業であっても、自分が好きで喜びを感じさえすれば没頭でき、武器である繊細さを生かして、ほかの人が気づけないことに気づき、差別化を図ることができます。

たとえば外車が好きで、細部まで行き届いた説明ができる外車への愛に満ちた人は、同じように感じている人々に信頼されるでしょう。どんなものでも、その対象物への知識と愛情さえあれば、よいセールスマンになれるのです。

参考までに、繊細で敏感な人がより適性を生かせる職業を挙げていくと、美容師（ペットのトリマーなども含む）、心理療法士、農業従事者、気象予報士、医師、薬剤師、料理人、職人、和裁士、会計士、看護師、作家、編集者などです。

また、SNSの隆盛により、ユーチューブやブログといった、ネットの世界で仕事をする人も増えています。

少し前には、子どもたちの憧れの職業として「ユーチューバー」が話題になりましたが、これからの時代、こうした新しい仕事の可能性を知ることも大事になってきます。

SNSで収入を得るようになり、それまで勤めていた会社を辞めて自分の心と身体を守りつつ、本当に好きなことをして生き生きと暮らす――こんな人が、これからはどんどん増えていくのではないでしょうか。

第6章　まとめ

- 苦しみはある日突然消える、と信じる。
- 自分のつらさや苦しみが同じような人々の救いになるときがくる。
- ナンバーワンとして脚光を浴びるよりナンバーツーを目指す。
- どんな仕事でも繊細さや直観力、独自の見方、発想法は差別化に必要と知る。
- 社会的な成功より「好きを生かす」ことを優先させる。
- 「レッド・オーシャン」より「ブルー・オーシャン」を目指す。
- SNSの世界で収入を得ることを考えてみる。

おわりに

多くの人が、自分を好きになれないために苦しんでいます。

現代はＳＮＳの発達により「ナルシシズムの時代」とも「承認欲求」の時代とも言われ、自分を必要以上によく見せるためにエネルギーを使い果たしている人もいます。

しかし、「承認欲求」とは、自分だけの個性を生かして自己実現を果たすためのステップに過ぎません。

自分がほかの誰とも違う自分であることを認めて受け入れ、その自分を最高に生かす——これが「自己実現」の定義です。

今苦しんでいる人は、この苦しみをなくしてほしいと願い、自己実現など知ったことではないと思うかもしれません。

でもその苦しみやつらさは、あなたが本来のあなたでありたい、何かを強制されて押し込めることのない、誰とも違う存在である自分でありたいという心の叫びなのです。

その声に、耳を傾けてあげてください。

好きなことも苦手なことも、人によって違う。当たり前のことなのに、いざ仕事や人間関係のこととなると、他者や前任者と同じ選択をしてしまう。

他人の名誉や学歴や収入をうらやみ、最も大切な選択にもかかわらず、最も安易な選択をしてしまうのです。

自分の好きは他人の好きではありませんし、自分の気持ちいいは他人の気持ちいいではありません。

自分がほかの誰とも違う「かけがえのない存在」であることを思い出してください。

本書は、うつであろうとＨＳＰであろうと、まずその苦しさの原因を探り、それを取り除き、その苦しさを糧にして自分を見つけていくための方法を述べてきました。

一つでも結構です。自分に合うと感じたら、それをとにかく実行してみてください。

心の声である直観を信じ、心が「気持ちいい」「楽しい」「楽だ」という方向に進んでみてください。

そうすれば、いつしか、なぜあんなに苦しかったんだろうと思う日がきていることに気づくことでしょう。

自分を見つけることで「生きづらさ」が「生きやすさ」に変わる――本書がその一助になれば、こんな嬉しいことはありません。

高田明和

本書は、廣済堂出版より刊行された『ＨＳＰとうつ　自己肯定感を取り戻す方法』を、文庫収録にあたり加筆し、改題したものです。

高田明和（たかだ・あきかず）
浜松医科大学名誉教授　医学博士。1935年、静岡県生まれ。慶應義塾大学医学部卒業、同大学院修了。米国ロズエル・パーク記念研究所、ニューヨーク州立大学助教授、浜松医科大学教授を経て、同大学名誉教授。専門は生理学、血液学、脳科学。また、禅の分野にも造詣が深い。主な著書に『HSPと家族関係「一人にして！」と叫ぶ心、「一人にしないで！」と叫ぶ心』（廣済堂出版）、『魂をゆさぶる禅の名言』（双葉社）、『生きているだけで不安なあなたを救う方法』『敏感すぎて苦しい・HSPがたちまち解決』（ともに三笠書房《知的生きかた文庫》）など多数ある。

知的生きかた文庫

自己《じこ》肯定感《こうていかん》をとりもどす！

著　者　高田《たかだ》明和《あきかず》
発行者　押鐘太陽
発行所　株式会社三笠書房
〒一〇二-〇〇七二　東京都千代田区飯田橋三-三-一
電話〇三-五二二六-五七三四〈営業部〉
　　〇三-五二二六-五七三一〈編集部〉
https://www.mikasashobo.co.jp
印刷　誠宏印刷
製本　若林製本工場

ISBN978-4-8379-8812-0 C0130

知的生きかた文庫

夢をつかむパワー！
大谷翔平 86のメッセージ
児玉光雄

＊飛躍の原点、すごさの秘密。
先入観は可能を不可能にする。

◆ワザを磨くときの心構え ◆モチベーションを保ち続ける法 ◆目標や人生の選択について ◆想像を絶する量の練習をも楽しみながらこなせるのは、なぜか？ ……すべては小さいことのつみ重ねだった！

アタマが1分でやわらかくなる
すごい雑学
坪内忠太

＊世の中は意外と面白いことに満ちている。
すきま時間が楽しみになる、厳選ネタ！

「飲み屋のちょうちんは、なぜ赤色か？」「朝日はまぶしいのに、なぜ夕日はまぶしくないか？」など、脳を鍛えるネタ満載！ どこでも読めて、雑談上手になれる1冊。

今夜は朝まで一気読み！
どこまで知ってる⁉
日本語おもしろ雑学
坪内忠太

＊なぜ？ どうして？
簡単そうで答えられない質問286

◇料理のコツというときの「コツ」とは何か？ ◇「グレる」の、グレとは？ ◇「総スカン」のスカンって？ ◇卵と玉子はどう違う？ ◇顔（面）が白いでなぜ、面白い？ アタマに「まさか⁉」の爽快感！

C30136

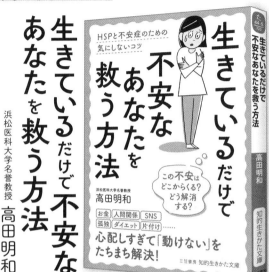